Iris Hinneburg

Nebenwirkungen

Reihe PTA*heute* Buch

Bergner – Praxishilfe Rezeptur, 2015

Emmrich – Schüßler-Sprechstunde, 2016

Hinneburg – Interaktionen, 2014

Hinneburg – Nebenwirkungen, 2016

Milek – Das große PTA*heute*-Handbuch, 2016

Müller-Bohn – Betriebswirtschaft für die Apotheke, 2009

PTA*heute* Redaktion – Schwangerschaft und Apotheke, 2011

Rall – Ernährungsberatung in der Apotheke, 2. Aufl., 2014

Weber – Rezepte für die Beratung, 2. Aufl., 2016

Iris Hinneburg

Nebenwirkungen

Umgang mit unerwünschten Arzneimittelwirkungen

Iris Hinneburg, Halle

Mit einem Geleitwort von Iris Milek

Mit 29 Abbildungen und 27 Tabellen

Deutscher Apotheker Verlag

Zuschriften an
lektorat@dav-medien.de

Anschrift der Autorin
Dr. rer. nat. Iris Hinneburg
Wegscheiderstr. 12
06110 Halle (Saale)

Bibliografische Information der Deutschen Nationalbibliothek
Die Deutsche Nationalbibliothek verzeichnet diese Publikation in der Deutschen Nationalbibliografie; detaillierte bibliografische Daten sind im Internet unter https://portal.dnb.de abrufbar.

1. Auflage 2016
ISBN 978-3-7692-6429-6 (Print)
ISBN 978-3-7692-6808-9 (E-Book, PDF)

Birkenwaldstraße 44, 70191 Stuttgart
www.deutscher-apotheker-verlag.de
Printed in Germany

Satz: primustype Hurler GmbH, Notzingen
Druck und Bindung: MEDIALIS Offsetdruck GmbH, Berlin
Umschlaggestaltung: deblik, Berlin

Geleitwort

In der Beratung wird das Thema Nebenwirkung häufig vermieden. Schließlich möchte niemand seine Patienten verunsichern oder gar verängstigen. Wer weiß schon vorher, ob der Patient, der vor einem steht, die theoretisch auftretenden Nebenwirkungen überhaupt bekommt?

Warum ist die Information über Nebenwirkungen trotzdem wichtig? Sie unterstützen damit Ihre Patienten, die verordneten oder empfohlenen Arzneimittel richtig einzunehmen. Sie ordnen das Risiko realistisch ein und stärken das Vertrauen des Patienten in seine Therapie. Sie tragen damit wesentlich zur Adhärenz der Patienten bei. Ein informierter Patient wird Ihren Ratschlag dankbar annehmen und gerne wieder in Ihre Apotheke kommen.

Seit vielen Jahren beschäftigt sich PTA*heute*-Autorin Dr. Iris Hinneburg mit Nebenwirkungen. Die Vielseitigkeit dieses Themas wird rasch deutlich: Mitte des Jahres 2014 startete in der PTA*heute* dazu eine 21-teilige Serie der Autorin. Viele Leserinnen und Leser gaben der Redaktion positive Rückmeldungen und so lag es nahe, ein Buch zu diesem beratungsintensiven Thema herauszugeben. Frau Dr. Hinneburg geht darin den didaktisch einprägsamen Weg über die Auswirkungen der Nebenwirkungen an verschiedenen Organsystemen. So lassen sich diese gut nachvollziehen und dem Patienten leicht erklären.

Wie bei anderen PTA*heute*-Büchern finden Sie auch hier jeweils „das Wichtigste in Kürze“ als Zusammenfassung. Damit erfassen Sie auf einen Blick die wesentlichen Punkte zum Thema und rufen sich später die Inhalte leicht wieder ins Gedächtnis. Praxishilfen finden Sie in den Kästen „Satz für die Beratung“. Dieses Buch über Nebenwirkungen ergänzt die PTA*heute*-Buchreihe um ein weiteres, spannendes Thema. Unser Wunsch und Ziel ist es, Apothekenmitarbeitern eine praxisnahe Lektüre an die Hand zu geben, um die in der Beratung auftretenden Fragen verstehen und klären zu können. Das Buch ist sowohl zum Selbststudium als auch als Nachschlagewerk geeignet.

Die PTA*heute*-Redaktion wünscht Ihnen dabei viel Erfolg!

Stuttgart, im Sommer 2016

Dr. Iris Milek
Herausgeberin und
Chefredakteurin der PTA*heute*

Vorwort

Hand aufs Herz – wie halten Sie es mit der Beratung zu Nebenwirkungen einer Pharmakotherapie? Vielleicht so wenig wie möglich, damit der Patient nicht abgeschreckt wird? Damit wären Sie in guter Gesellschaft: Denn unerwünschte Arzneimittelwirkungen werden in der Apothekenpraxis immer noch stiefmütterlich behandelt.

Allerdings stehen die Zeichen auf Veränderung: Immer mehr Patienten drängen zu Recht auf vollständige Informationen zu ihren Arzneimitteln. In der Versorgung der alternden Gesellschaft wächst das Bewusstsein dafür, dass Medikamente in manchen Fällen mehr schaden als nutzen. Werden dann Nebenwirkungen nicht als solche erkannt, werden manchmal sogar noch weitere Arzneimittel gegen die Beschwerden verordnet und der Teufelskreis setzt sich fort.

Hier ist aber auch die große Chance, für öffentliche Apotheken, sich mit ihrer Beratung zu positionieren, damit die Patienten nicht nach manchmal unzuverlässigen Informationen im Internet greifen, sondern sich bei Fragen zur Arzneitherapie vertrauensvoll an die PTA und die Apothekerin vor Ort wenden. Und es gibt viel zu tun: Bei chronischen Erkrankungen gehört die regelmäßige Frage nach der Verträglichkeit zu den wesentlichen Säulen der Therapiebegleitung. In vielen Fällen führt das offene Gespräch über Nebenwirkungen auch dazu, dass der Patient bestimmte Symptome richtig einordnen kann und bei Bedarf Rücksprache mit dem Arzt hält. In anderen Fällen lassen sich Nebenwirkungen durch die richtigen Maßnahmen verringern oder sogar ganz vermeiden. Im Rahmen eines Medikationsmanagements kann das Hinterfragen von Beschwerden die Arzneitherapie optimieren. Auch in der Selbstmedikation sollte der PTA bewusst sein, dass die geschilderten Beschwerden möglicherweise auf die Nebenwirkung eines anderen Medikaments zurückzuführen sind. Deshalb gehört die Frage „Nehmen Sie noch andere Medikamente ein?" zu einem qualitativ hochwertigen Beratungsgespräch dazu.

Dieses Buch will Sie bei dieser anspruchsvollen Aufgabe unterstützen: Damit Sie das Buch im Apothekenalltag einsetzen können, sind die Kapitel nach Organsystemen geordnet – so können Sie auch gezielt nach Informationen zu bestimmten Symptomen suchen, die möglicherweise die Nebenwirkung eines Arzneimittels sind. Naturgemäß sind die Beispiele allerdings nicht vollständig – deshalb sollten Sie ergänzend immer auch die Fachinformationen beziehungsweise die entsprechenden Informationen in der ABDA-Datenbank zu Rate ziehen. Außerdem erhalten Sie Hintergrundinformationen, wie unser Wissen zu Nebenwirkungen entsteht und wie Sie am geschicktesten mit Ihren Patienten das manchmal heikle Thema besprechen können.

Für die Ratschläge während der Entstehung dieses Buches danke ich besonders Frau Antje Piening, aber auch allen anderen beteiligten Mitarbeitern des Deutschen Apotheker Verlags.

Halle, im Sommer 2016 — Dr. Iris Hinneburg

Inhaltsverzeichnis

Geleitwort V

Vorwort VI

Abkürzungsverzeichnis XIII

1 Theorie und Praxis von Nebenwirkungen 1

1.1 Einteilung von Nebenwirkungen 2

1.2 Wie das Wissen zu Nebenwirkungen entsteht 2
1.2.1 Kenntnisse aus Zulassungsstudien 2
1.2.2 Überwachung nach der Zulassung 5

1.3 Besondere Risikogruppen 12
1.3.1 Schwangerschaft und Stillzeit 12
1.3.2 Kinder 13
1.3.3 Ältere Patienten 15
1.3.4 Genetische Besonderheiten 17

1.4 Informationsquellen zu Nebenwirkungen 21

1.5 Kommunikation über Nebenwirkungen 22
1.5.1 Der informierte Patient 22
1.5.2 Die Therapietreue fördern 22
1.5.3 Sicherheit der Arzneimitteltherapie erhöhen 23
1.5.4 Risiken quantifizieren und einordnen 23
1.5.5 Mögliche Beratungsinhalte 25

2 Nebenwirkungen am Verdauungstrakt 27

2.1 Probleme in Mund und Speiseröhre 27
2.1.1 Problem Mundtrockenheit 28
2.1.2 Candida-Infektionen 28
2.1.3 Veränderungen an Zähnen und Zahnfleisch 29
2.1.4 Verändertes Schmecken 29
2.1.5 Probleme beim Schlucken 30

2.2 Probleme mit dem Magen 31
2.2.1 Schäden an der Schleimhaut 32
2.2.2 Verzögerte Magenentleerung 33
2.2.3 Einfluss auf Neurotransmitter 34
2.2.4 Zentrale Wirkung auf den Appetit 34
2.2.5 Einfluss auf Schließmuskeln 35

2.3 **Nebenwirkungen am Darm** 35
2.3.1 Durchfall 35
2.3.2 Blähungen 37
2.3.3 Verstopfung 38

2.4 **Nebenwirkungen an der Leber** 39
2.4.1 Formen der Leberschädigung 39
2.4.2 Symptome und Kontrolluntersuchungen 40
2.4.3 Besondere Risikofaktoren 41
2.4.4 Leberschäden durch OTC-Mittel 42

2.5 **Nebenwirkungen an der Bauchspeicheldrüse** 43

3 **Nebenwirkungen an den Atemwegen** 45

3.1 **Lokale Mechanismen** 46

3.2 **Systemische Mechanismen** 47
3.2.1 Weiterführende Informationen 48

4 **Nebenwirkungen mit Auswirkungen auf Schlaf und Wachheit** 49

4.1 **Schlafstörungen** 49

4.2 **Müdigkeit** 50

4.3 **Beratung in der Selbstmedikation** 51

5 **Nebenwirkungen an Haut, Haaren und Nägeln** 53

5.1 **Nebenwirkungen an der Haut** 53
5.1.1 Hautausschläge 53
5.1.2 Schwellungen im Gesicht 55
5.1.3 Juckreiz 55
5.1.4 Photosensibilisierung 55
5.1.5 Einfluss auf die Hautstruktur 56
5.1.6 Hautunreinheiten 57
5.1.7 Auswirkungen auf die Schweißbildung 57

5.2 **Nebenwirkungen an den Haaren** 58
5.2.1 Haarausfall 58
5.2.2 Vermehrter Haarwuchs 60
5.2.3 Andere Haarveränderungen 61

5.3 **Veränderungen an den Nägeln** 61

6 Nebenwirkungen mit Folgen für Sehen und Hören 63

6.1 Nebenwirkungen am Auge 63
6.1.1 Einfluss auf Pupille und Brechkraft 64
6.1.2 Problem trockenes Auge 64
6.1.3 Allergische Reaktionen 65
6.1.4 Nebenwirkung Glaukom 65
6.1.5 Nebenwirkung Linsentrübung 65
6.1.6 Gestörtes Farbsehen 66
6.1.7 Farbveränderungen der Iris 66
6.1.8 Schäden am Sehnerv 66
6.1.9 Andere Augenprobleme 66

6.2 Nebenwirkungen am Ohr 67
6.2.1 Mögliche Mechanismen 67
6.2.2 Aminoglykoside 68
6.2.3 Eingeschränkte Durchblutung 69
6.2.4 Störungen in der Embryonalentwicklung 69
6.2.5 Präventive Maßnahmen 69

7 Nebenwirkungen am Urogenitaltrakt 71

7.1 Nebenwirkungen an der Niere 71
7.1.1 Schäden durch Vasokonstriktion 72
7.1.2 Schädigung der Tubuluszellen 73
7.1.3 Verengung des Tubuluslumens 73
7.1.4 Risikofaktoren 74
7.1.5 Nierenschäden erkennen 74

7.2 Nebenwirkungen an den Harnwegen 75
7.2.1 Infektionen 75
7.2.2 Verfärbungen des Urins 75
7.2.3 Störung der Blasenentleerung 76

7.3 Nebenwirkungen am Genitaltrakt 77

8 Nebenwirkungen am Bewegungssystem 81

8.1 Beschwerden an der Muskulatur 81

8.2 Beeinträchtigte Gelenke 83

8.3 Schäden an den Knochen 84

8.4 Fehlsteuerung im ZNS 85

9 Nebenwirkungen mit Folgen für Stoffwechsel und Hormone ... 87
9.1 Auswirkungen auf das Gewicht ... 88
9.2 Einfluss auf den Glucosestoffwechsel ... 88
9.3 Einfluss auf Blutlipide ... 90
9.4 Erhöhung der Harnsäurewerte ... 90
9.5 Auswirkungen auf die Schilddrüse ... 91
9.6 Folgen für die Nebennierenrinde ... 91
10 Nebenwirkungen mit Folgen für den Mineralstoffhaushalt 93
10.1 Störungen des Natriumhaushalts ... 94
10.2 Störungen des Kaliumhaushalts ... 95
10.3 Störungen des Calciumhaushalts ... 96
10.4 Störungen des Flüssigkeitshaushalts ... 97
10.5 Störungen des Säure-Base-Haushalts ... 98
11 Nebenwirkungen an Herz, Blut und Kreislauf ... 101
11.1 Nebenwirkungen am Herz ... 101
11.1.1 Risiko Arrhythmien ... 102
11.1.2 Verstärkung einer Herzinsuffizienz ... 103
11.1.3 Schäden an Zellen und Gewebe ... 103
11.2 Unerwünschte Wirkungen auf den Blutdruck ... 104
11.3 Nebenwirkungen am Blut ... 105
11.3.1 Störungen des Blutbilds ... 106
11.3.2 Einfluss auf die Blutgerinnung ... 108
12 Neurologische und psychiatrische Nebenwirkungen ... 111
12.1 Nebenwirkung Kopfschmerzen ... 111
12.2 Nebenwirkung Schwindel ... 113
12.3 Verwirrtheit und Gedächtnisprobleme ... 114
12.3.1 Anticholinerge Arzneistoffe ... 115
12.3.2 Benzodiazepine ... 116
12.3.3 Weitere Arzneistoffe und Mechanismen ... 116
12.3.4 Prävention ... 117

12.4 Senkung der Krampfschwelle 118

12.5 Periphere Neuropathien 119

12.6 Nebenwirkungen an der Psyche 119
12.6.1 Formen und Mechanismen 120
12.6.2 Risikofaktoren 121

Literatur 124

Bildnachweis 132

Sachregister 133

Die Autorin 143

Abkürzungsverzeichnis

ABDA	Bundesvereinigung Deutscher Apothekerverbände
ACE	Angiotensin Converting Enzyme
ADH	Antidiuretisches Hormon, Adiuretin
ADHS	Aufmerksamkeitsdefizit-Hyperaktivitäts-Syndrom
AkdÄ	Arzneimittelkommission der Deutschen Ärzteschaft
AMG	Arzneimittelgesetz
AMK	Arzneimittelkommission der deutschen Apotheker
AT_1-Antagonisten	Hemmstoffe des Angiotensin-1-Rezeptors
BfArM	Bundesinstitut für Arzneimittel und Medizinprodukte
DPP	Dipeptidylpeptidase 4
EMA	European Medicines Agency
EU	Europäische Union
GLP	Glucagon-like peptide
HLA	Humanes Leukozyten-Antigen
MAO	Monoaminoxidase
NSAR	Nichtsteroidale Antiphlogistika
PASS	Post-authorisation safety studies, Sicherheitsstudien nach der Zulassung
PEI	Paul-Ehrlich-Institut
PRAC	Pharmacovigilance Risk Assessment Committee, Ausschuss zur Risikobewertung von Arzneimitteln nach Markteinführung
PSUR	Periodic Safety Update Reports, regelmäßige Aktualisierungsberichte zur Arzneimittelsicherheit
REM-Phase	Schlafphase mit schnellen Augenbewegungen (REM: Rapid Eye Movement)
SGLT-2	Natrium-Glucose-Transporter in der Niere
SSRI	Selektive Serotonin-Reuptake-Inhibitoren
UAW	Unerwünschte Arzneimittelwirkungen
WHO	World Health Organization, Weltgesundheitsorganisation
ZNS	Zentrales Nervensystem

1 Theorie und Praxis von Nebenwirkungen

Die Einnahme von Medikamenten kann nicht nur positive Folgen haben: Unerwünschte Arzneimittelwirkungen können die Sicherheit der Pharmakotherapie beeinträchtigen und weitere Probleme nach sich ziehen. Zu den besonderen Risikogruppen gehören etwa ältere Patienten und Schwangere. Allerdings ist die Kommunikation über Nebenwirkungen in der Apothekenpraxis nicht immer trivial.

Wer Arzneimittel einnimmt, erhofft sich davon, dass sich sein Gesundheitszustand verbessert und Beschwerden gelindert werden. Wie bei jedem Eingriff in den menschlichen Organismus muss man jedoch damit rechnen, dass die Anwendung von Arzneimitteln auch zu unerwünschten Effekten führen kann. Das versteht man im landläufigen Sinn unter „Nebenwirkungen" einer Pharmakotherapie.

Unter wissenschaftlichen Gesichtspunkten werden unerwünschte Effekte nach Einnahme eines Arzneimittels jedoch noch differenzierter betrachtet: Die Arzneimittelkommission der deutschen Ärzteschaft (AkdÄ) definiert als „unerwünschtes Arzneimittelereignis" (adverse drug event) ein „schädliches Ereignis, das in einem zeitlichen Zusammenhang mit einer Arzneimittelanwendung auftritt". Eine „Nebenwirkung" (adverse drug reaction) ist eine „schädliche und unbeabsichtigte Reaktion auf das Arzneimittel". Dabei wird unterschieden, ob diese Reaktion bei bestimmungsgemäßem Gebrauch auftritt (also innerhalb der Zulassung beziehungsweise nach dem Stand der Wissenschaft), als Folge eines Medikationsfehlers oder bei Missbrauch. Der Begriff „unerwünschte Arzneimittelwirkung" (UAW) wird dabei synonym zu „Nebenwirkung" verwendet.

Die Wissenschaft, die sich mit Nebenwirkungen einer Pharmakotherapie beschäftigt, bezeichnet man auch als Pharmakovigilanz (Vigilanz = Wachheit, Aufmerksamkeit). Ihre Aufgaben bestehen darin, Arzneinmittelrisiken aktiv zu analysieren, die Risiken durch bestimmte Maßnahmen möglichst gering zu halten sowie Heilberufler und Patienten über diese Risiken zu informieren.

Weitere Effekte außer der angestrebten Hauptwirkung einer Pharmakotherapie sind in der Regel unerwünscht. Allerdings gibt es auch Einzelfälle, in denen eigentlich nebensächliche Wirkungen auch positiv genutzt werden können: Etwa, wenn sich bei der Einnahme von trizyklischen Antidepressiva gegen eine Depression die sedierende (Neben-)Wirkung positiv auf die gleichzeitig bestehende Schlafstörungen auswirkt. In anderen Fällen hat sich aus beobachteten Nebenwirkungen im Rahmen der Arzneimittelentwicklung ein eigenes Indikationsgebiet entwickelt. Beispielsweise wird Minoxidil, das ursprünglich für die Therapie von Bluthochdruck entwickelt wurde, wegen seiner haarwuchsfördernden Nebenwirkungen inzwischen auch bei Haarausfall eingesetzt. Eine ähnliche Geschichte weist auch Sildenafil auf, das eigentlich für die Therapie der Angina pectoris gedacht war, inzwischen jedoch hauptsächlich bei Erektionsstörungen sowie pulmonaler Hypertonie seinen Einsatz findet. Die meisten Beispiele, die Sie in diesem Buch finden, gehen aber davon aus, dass die Nebenwirkung nicht beabsichtigt war und im besten Fall vermieden werden sollte.

1.1 Einteilung von Nebenwirkungen

Nebenwirkungen einer Arzneimitteltherapie können nach verschiedenen Gesichtspunkten klassifiziert werden. Eine der wichtigsten Unterscheidungen betrifft die Art des Reaktionstyps (◘ Tab. 1.1). Der Reaktionstyp hat auch Auswirkungen darauf, wie die entsprechenden Nebenwirkungen behandeln werden können.

Auch der Schweregrad von Nebenwirkungen wird für eine Klassifizierung genutzt. Als schwerwiegend (im Gegensatz zu nicht schwerwiegend) gelten Nebenwirkungen, die

- tödlich oder lebensbedrohlich verlaufen,
- einen Krankenhausaufenthalt verursachen oder verlängern,
- zu Dauerschäden, Behinderung oder Invalidität führen,
- in angeborenen Fehlbildungen oder Geburtsschäden resultieren,
- nicht zu diesen Kategorien gehören, den Patienten aber dennoch erheblich beeinträchtigen.

Schließlich lässt sich auch unterscheiden, ob eine aufgetretene Nebenwirkung vermeidbar gewesen wäre, etwa durch langsamere Steigerung der Dosis, oder ob die unerwünschte Wirkung „schicksalhaft“ auf getreten ist, etwa eine anaphylaktische Reaktion aufgrund einer bisher unbekannten Unverträglichkeit.

1.2 Wie das Wissen zu Nebenwirkungen entsteht

Wenn man Informationen zu unerwünschten Wirkungen richtig einordnen will, muss man auch wissen, wie die Erkenntnisse über Nebenwirkungen zustande kommen.

1.2.1 Kenntnisse aus Zulassungsstudien

Einige der Nebenwirkungen, die bei einer Therapie mit einem bestimmten Arzneimittel auftreten, zeigen sich in den klinischen Studien, die vor der Zulassung durchgeführt werden. Diese Untersuchungen sind in der Regel randomisierte kontrollierte Studien. Dadurch kann man in vielen Fällen unterscheiden, ob eine bestimmte Reaktion durch den Verlauf der Erkrankung entsteht (dann

Tab. 1.1 Einteilungen von Nebenwirkungen nach dem Reaktionstyp. Nach Lütkehermölle und Paeschke 2010

Reaktionstyp	Kennzeichen	Beispiele	Behandlung bei Auftreten
A: dosisabhängig	Treten häufig auf; vorhersehbar niedrige Mortalität, Verstärkung der erwünschten Wirkung bei gewöhnlichen therapeutischen Dosen	Übermäßige Blutdrucksenkung bei Gabe von Antihypertonika, Hypoglykämien bei Antidiabetika	Dosisreduktion; Behandlung von evtl. Überdosierungsfolgen, Begleitmedikation beachten (Interaktionen!)
B: dosisunabhängig	Selten; kein Bezug zu einer pharmakologischen Wirkung; unvorhersehbar hohe Mortalität	Häufig immunologische Reaktionen, etwa Überempfindlichkeit gegen Penicillin; aber auch idiosynkratische Reaktionen wie Angioödem bei ACE-Hemmern	Absetzen und nie mehr geben
C: dosis- und zeitabhängig	Selten; Zusammenhang mit kumulativer Dosis	Hypokaliämie bei Laxanzien	Absetzen oder reduzieren, ggf. Ausschleichen notwendig
D: zeitabhängig	Selten; tritt einige Zeit nach der Anwendung auf; gewöhnlich auch Dosisabhängigkeit gegeben	Teratogenität, Karzinogenität	Oft nur geringe Möglichkeiten zur Intervention, außer Vermeidung der Anwendung, wenn Nebenwirkung bekannt
E: Reaktion nach Absetzen der Therapie	Selten; tritt gewöhnlich bald nach dem Absetzen auf	Rebound-Effekte nach plötzlichem Absetzen von Benzodiazepinen	Erneute Gabe und langsames Ausschleichen
F: unerwarteter Misserfolg der Therapie	Häufig; dosisabhängig; oft durch Interaktion oder Resistenzentwicklung	Versagen von Kontrazeptiva oder Antibiotika	Ggf. Dosierung erhöhen, auf Begleitmedikation achten, Alternativtherapien einsetzen (wenn möglich)

tritt sie auch in der Kontrollgruppe auf) oder durch die Therapie mit dem neuen Wirkstoff (dann tritt die Reaktion deutlich häufiger oder ausschließlich bei den Patienten auf, die das neue Arzneimittel erhalten).

Die Zulassungsstudien sind daher wichtige Quellen, um erste Informationen über mögliche unerwünschte Wirkungen zu erhalten. Diese Erkenntnisse werden auch in den Fachinformationen vermerkt. Dabei sind die Bezeichnungen festgelegt, die für die Häufigkeitsangaben genutzt werden (◘ Tab. 1.2).

Dabei ist allerdings zu beachten, dass sich diese Angaben auf die Häufigkeiten in den Behandlungsarmen beziehen. Die Zahlen sind also nicht um die Häufigkeiten in den Vergleichs- oder Placebogruppen bereinigt; besonders wissenswert ist dies bei Beschwerden, die auch ohne Arzneimitteleinnahme bei gesunden Menschen vorkommen können (etwa Kopfschmerzen).

Wird aus den Zulassungsstudien deutlich, dass das neue Arzneimittel bestimmte Risiken aufweist (was in der Regel bei nahezu jedem Arzneimittel der Fall sein wird), muss der pharmazeutische Unternehmer Maßnahmen ergreifen. Diese können etwa darin bestehen, dass für bestimmte Risikogruppen Anwendungsbeschränkungen oder Warnhinweise in die Fachinformationen aufgenommen werden. In anderen Fällen müssen Informationen zu regelmäßigen Kontrollen (etwa von Blutwerten oder Herzfunktion) enthalten sein oder es kann vorgeschrieben sein, dass der Arzt vor der Verordnung des Arzneimittels bei Frauen im gebärfähigen Alter einen Schwangerschaftstest durchführen muss (etwa bei der Behandlung mit Lenalidomid bei einem multiplen Myelom). Eventuell gibt es auch die Auflage, dass der Patient einen Therapiepass erhalten muss oder dass der Zulassungsinhaber für Ärzte und Patienten bestimmte Informationsmaterialien zur Verfügung stellen muss.

Satz für die Beratung

„Zum Zeitpunkt der Zulassung kennt man noch nicht alle Nebenwirkungen, die das Arzneimittel eventuell verursacht."

◘ **Tab. 1.2** Häufigkeitsangaben bei Nebenwirkungen

Bezeichnung	Numerische Angabe
Sehr häufig	Mehr als jeder 10. Behandelte
Häufig	Weniger als jeder 10., aber mehr als jeder 100. Behandelte
Gelegentlich	Weniger als jeder 100., aber mehr als jeder 1000. Behandelte
Selten	Weniger als jeder 1000., aber mehr als jeder 10000. Behandelte
Sehr selten	Weniger als jeder 10.000 Behandelte

Auf der Basis der Zulassungsstudien sind allerdings nur begrenzte Erkenntnisse zu Nebenwirkungen zu gewinnen: In den Studien wird die Anzahl der Probanden in der Regel so angelegt, dass sie für den Nachweis der erwünschten Wirkungen ausreicht. Unerwünschte Wirkungen treten allerdings in vielen Fällen deutlich seltener auf, sodass die Erkenntnissicherheit schon aus statistischen Gründen deutlich geringer ist. Das zeigt auch die folgende Überlegung: Durchschnittlich liegen in den Zulassungsstudien für neue Arzneimittel Daten für etwa 1500 bis 3000 Patienten vor. Damit können statistisch aber nur Nebenwirkungen nachgewiesen werden, die mindestens bei einem von 500 bis 1000 Patienten auftreten. Seltene oder sehr seltene Nebenwirkungen lassen sich damit also nicht erfassen. Hinzu kommt, dass die Patienten in den Zulassungsstudien das Arzneimittel in der Regel nur über eine relativ kurze Zeit eingenommen haben (manchmal nur einige Wochen oder bis zu einem Jahr), in der Praxis Medikamente für chronische Erkrankungen jedoch über sehr lange Zeiträume (mehrere Jahre oder sogar lebenslänglich) zur Anwendung kommen.

Um diese Unsicherheit für Patienten und die Angehörigen der Heilberufe deutlich zu machen, ist seit dem 1. September 2013 eine besondere Kennzeichnung für neue Arzneistoffe in Packungsbeilage und Fachinformationen vorgeschrieben: Mit einem schwarzen Dreieck, das auf der Spitze steht (○ Abb. 1.1), müssen alle Arzneimittel gekennzeichnet werden, die nach dem 1. Januar 2011 zugelassen wurden und einen neuen Wirkstoff enthalten oder bei denen es sich um ein biologisches Arzneimittel handelt (etwa Impfstoffe oder monoklonale Antikörper). Gleiches gilt auch für Arzneimittel, für die der Hersteller weitere Sicherheitsdaten nachliefern muss oder die unter Vorbehalt zugelassen wurden. Neben dieser grafischen Kennzeichnung sind weitere Pflichttexte vorgeschrieben, etwa der Hinweis, dass Patienten und Heilberufler noch nicht bekannte Nebenwirkungen melden sollen.

1.2.2 Überwachung nach der Zulassung

Um die Erkenntnisse aus den Zulassungsstudien im Hinblick auf Nebenwirkungen zu ergänzen, gibt es deshalb auch nach der Zulassung noch weitere Maßnahmen, die die Arzneimittelsicherheit erhöhen sollen.

Im Rahmen der Zulassung muss der pharmazeutische Unternehmer für jedes Arzneimittel ein Risiko-Management-System installieren, um das Sicher-

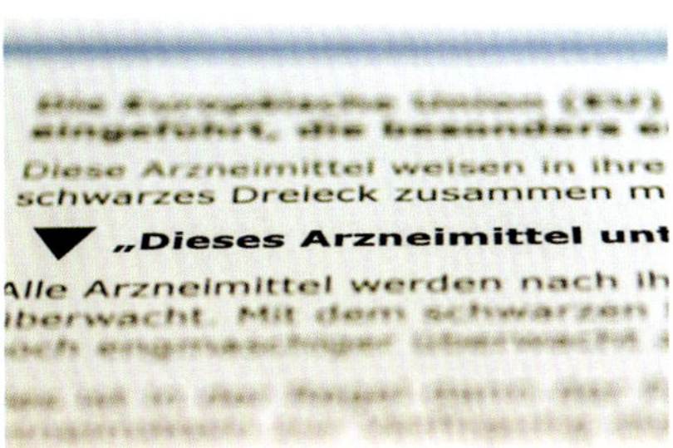

○ **Abb. 1.1** Das „schwarze Dreieck" symbolisiert, dass es bisher nur relativ wenige Erkenntnisse zu dem neuen Arzneimittel gibt.

heitsprofil des Arzneimittels beobachten zu können. Der Zulassungsinhaber muss eine Personen benennen – Stufenplanbeauftragter nach dem Arzneimittelgesetz (AMG) bzw. „Qualified Person for Pharmacovigilance" nach der EU-Gesetzgebung – die für Berichte an die zuständigen Behörden verantwortlich ist, etwa die Weiterleitung von bestimmten Spontanmeldungen (siehe unten) oder die regelmäßig erforderlichen fortlaufenden Berichte zur Arzneimittelsicherheit (periodic safety update reports, PSUR).

In einigen Fällen erhalten pharmazeutische Unternehmer mit der Zulassung die Auflage, weitere Studien zu Sicherheitsaspekten durchzuführen. Diese Studien werden auch als PASS bezeichnet (post-authorisation safety studies). In anderen Fällen kann der pharmazeutische Unternehmer auch verpflichtet werden, die Patienten, die mit dem neuen Arzneimittel behandelt werden, in ein Register aufzunehmen und die gesammelten Daten nach einiger Zeit im Hinblick auf die Sicherheit auszuwerten.

Die zuständigen Behörden werten außerdem fortlaufend die wissenschaftliche Literatur aus. Dazu gehören etwa klinische Studien, die nicht vom Hersteller durchgeführt werden, oder veröffentlichte Fallberichte.

Spontanmeldesystem

Zu den wichtigsten Maßnahmen der Überwachung nach der Zulassung gehören Spontanmeldesysteme, die es sowohl national als auch auf EU-Ebene und international gibt. Hier werden Meldungen über unerwünschte Arzneimittelwirkungen gesammelt, die außerhalb von klinischen Studien, also „spontan" bei der Anwendung eines Arzneimittels auffallen. Vorteilhaft sind solche Spontanmeldungen, weil sie nicht nur Nebenwirkungen an selektierten Patientenkollektiven dokumentieren, sondern Probleme, die bei einer breiten Anwendung eines Arzneimittels auftreten. Auch können so Nebenwirkungen an Patientengruppen erfasst werden, die üblicherweise an klinischen Studien gar nicht beteiligt oder zumindest unterrepräsentiert sind (etwa multimorbide ältere Patienten, Schwangere, Kinder). Ebenso lassen sich so auch Nebenwirkungen erkennen, wenn Arzneimittel außerhalb ihrer zugelassenen Indikation („off-label") verwendet werden, die durch Interaktionen mit anderen Arznei- oder Nahrungsmitteln entstehen oder erst nach längerer Zeit auftreten.

Satz für die Beratung

„Bitte sprechen Sie mit uns oder Ihrem Arzt, wenn Sie bei sich eine mögliche Nebenwirkung feststellen."

In Deutschland sind für die Sammlung solcher Verdachtsmeldungen bei Humanarzneimitteln die jeweiligen Bundesoberbehörden zuständig: für die meisten Arzneimittel das Bundesinstitut für Arzneimittel und Medizinprodukte (BfArM), bei Impfstoffen, Sera und einigen anderen Arzneimitteln hauptsächlich biologischen Ursprungs Sera das Paul-Ehrlich-Institut (PEI).

Die Bundesoberbehörden leiten die Verdachtsberichte an die entsprechenden Datenbanken (EudraVigilance) der Europäischen Arzneimittelagentur (EMA) und der Weltgesundheitsorganisation (WHO) weiter.

Melden können und sollen sowohl Angehörige der Heilberufe (also etwa Ärzte und das pharmazeutische Personal in der Apotheke) also auch die Patienten selbst. Dabei können Meldungen sowohl an die zuständigen Bundesoberbehörden als auch den pharmazeutischen Unternehmer gehen, für die Heilberufe sind zusätzlich auch die entsprechenden Arzneimittelkommissionen zuständig. Diese Institutionen informieren sich jeweils gegenseitig.

Satz für die Beratung

„Sie können die mutmaßliche Nebenwirkung auch selbst über diese Internet-Seite melden."

Die Arzneimitttelkommission der Deutschen Apotheker (AMK) stellt auf ihrer Homepage ein entsprechendes Formular zur Verfügung, mit dem Apotheken Nebenwirkungen melden können. Dabei sollen vor allem Nebenwirkungen gemeldet werden, die

- schwerwiegend verlaufen (tödlich, lebensbedrohlich, schwere Gesundheitsschäden, Krankenhausaufenthalte, angeborene Fehlbildungen),
- bei neu eingeführten Wirkstoffen auftreten (bis fünf Jahre nach der Zulassung),
- bisher unbekannt sind und nicht in der Fachinformation aufgeführt werden,
- bei Kindern auftreten,
- verzögert oder häufiger als bisher angenommen vorkommen,
- im Rahmen einer Anwendung außerhalb der Zulassung auftreten („off-label use").

Eine Entscheidungshilfe für die Meldung von UAW zeigt ○ Abb. 1.2. Wichtig zu beachten: Damit die Apotheke eine Nebenwirkung an die AMK melden kann, muss ein kausaler Zusammenhang zwischen Arzneimitteleinnahme und Nebenwirkung nicht nachgewiesen sein; ein begründeter Verdachtsfall reicht aus. Dazu gehören ein zeitlicher Zusammenhang zwischen der Einnahme des Arzneimittels und dem Auftreten der Symptome sowie der Ausschluss anderer plausibler Ursachen. Wenn die Beschwerden also bereits vor der Einnahme des Medikaments begonnen haben oder Muskelschmerzen nach der Umzugshilfe beim Nachbarn aufgetreten sind, ist es eher unwahrscheinlich, dass die Ursache in einer Nebenwirkung des Arzneimittels zu suchen ist.

Risikobewertung und Maßnahmen

Seit Juli 2012 ist für die Bewertung von unerwünschten Arzneimittelwirkungen und die eventuell notwendige Einleitung von Maßnahmen auch für national zugelassene Arzneimittel der Ausschuss für Risikobewertung der EU (Pharma-

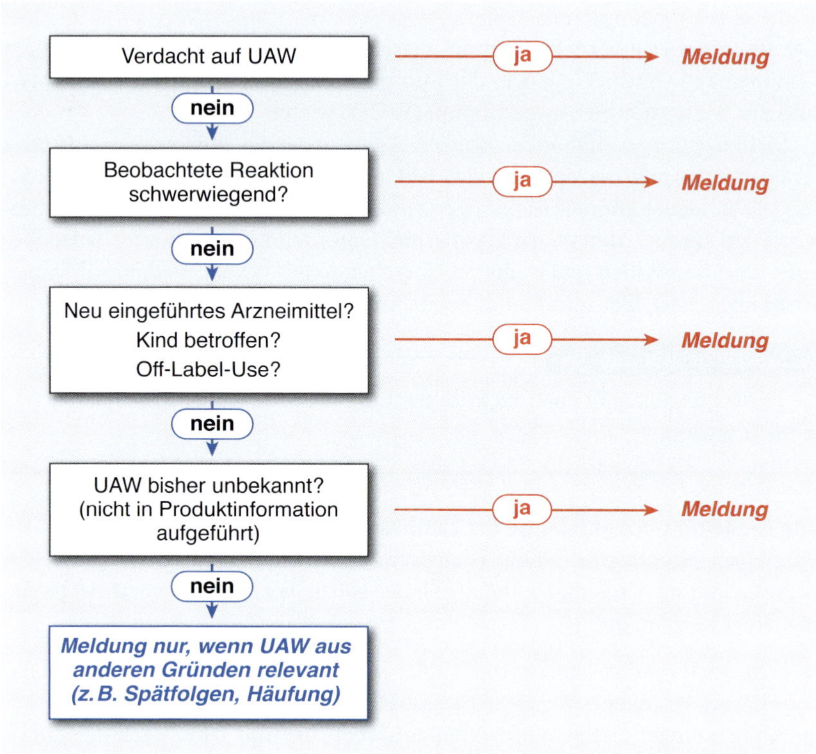

Abb. 1.2 Entscheidungshilfe für die Meldung von Verdachtsfällen auf Nebenwirkungen

covigilance Risk Assessment Committee, PRAC) zuständig. Dafür stehen verschiedene Methoden zur Verfügung, um abschätzen zu können, wie wahrscheinlich ein kausaler Zusammenhang zwischen dem Symptom und dem Arzneimittel ist (Tab. 1.3). Allerdings ist dies in vielen Fällen schwierig. Das gilt besonders dann, wenn ein bestimmtes Symptom auch häufiger bei Menschen auftritt, die nicht mit dem Arzneimittel behandelt werden (hohe Hintergrundinzidenz) oder häufiger bei dem betreffenden Krankheitsbild vorkommt (etwa Herzrhythmusstörungen durch Antiarrhythmika bei Arrhythmie-Patienten oder eine Pankreatitis durch Antidiabetika bei Diabetes-Patienten).

Satz für die Beratung

„Damit die Behörde prüfen kann, ob es sich tatsächlich um eine Nebenwirkung von Ihrem Medikament handelt, brauche ich von Ihnen noch einige Angaben."

Bei Informationen aus Spontanmeldungen besteht insbesondere das Problem, dass in der Regel nicht alle Verdachtsfälle auf unerwünschte Arzneimittelwir-

Tab. 1.3 Einteilung der Kategorien bei der Kausalitätsbewertung nach den Kriterien der WHO. Nach Edwards 2000

Kategorie (englische Bezeichnung)	Beschreibung
Sicher (certain)	Ein klinisches Ereignis, einschließlich auffälliger Laborwerte, das in einem plausiblen zeitlichen Zusammenhang mit der Gabe des Arzneimittels auftritt und wahrscheinlich nicht durch andere Umstände wie Begleiterkrankungen oder Komedikation erklärt werden kann. Die Reaktion auf das Absetzen oder Reexposition muss plausibel sein, falls notwendig durch ein befriedigendes Reexpositionsverfahren.
Wahrscheinlich (probably/likely)	Ein klinisches Ereignis, einschließlich auffälliger Laborwerte, das in einem plausiblen zeitlichen Zusammenhang mit der Gabe des Arzneimittels auftritt, und wahrscheinlich nicht durch andere Umstände wie Begleiterkrankungen oder Komedikation erklärt werden kann. Die Reaktion auf das Absetzen muss plausibel sein. Informationen über Reexposition sind nicht notwendig.
Möglich (possible)	Ein klinisches Ereignis, einschließlich auffälliger Laborwerte, das in einem plausiblen zeitlichen Zusammenhang mit der Gabe des Arzneimittels auftritt, aber auch durch Begleiterkrankungen oder Komedikation erklärt werden kann. Informationen über die Reaktion beim Absetzen können fehlen oder unklar sein.
Unwahrscheinlich (unlikely)	Ein klinisches Ereignis, einschließlich auffälliger Laborwerte, bei dem der Zeitpunkt seines Auftretens einen Zusammenhang mit der Gabe des Arzneimittels unwahrscheinlich macht und das durch andere Umstände, wie Begleiterkrankungen oder Komedikation erklärt werden kann.
Unklassifiziert (conditional/unclassified)	Ein klinisches Ereignis, einschließlich auffälliger Laborwerte, mit einem zeitlichen Zusammenhang zur Gabe des Arzneimittels, das als unerwünschte Arzneimittelwirkung berichtet wird, bei dem für die Kausalitätsbeurteilung mehr Informationen notwendig sind bzw. diese gerade beurteilt werden.

Tab. 1.3 Einteilung der Kategorien bei der Kausalitätsbewertung nach den Kriterien der WHO. Nach Edwards 2000 (Fortsetzung)

Kategorie (englische Bezeichnung)	Beschreibung
Nicht beurteilbar (unassessable/ unclassifiable)	Ein Bericht über eine mögliche unerwünschte Arzneimittelwirkung, der nicht beurteilt werden kann, weil Informationen fehlen oder widersprüchlich sind, und nicht vervollständigt oder verifiziert werden kann.

kungen gemeldet werden (Underreporting). In vielen Fällen wird die Kausalitätsbewertung durch unvollständige Dokumentation erschwert (etwa in Bezug auf Vorerkrankungen oder Begleitmedikation). Umgekehrt kann ein verstärktes mediales Interesse beispielsweise aber auch dazu führen, dass Spontanmeldungen zunehmen. Aus diesen Gründen lassen sich in der Regel nur auf der Basis von Spontanmeldungen keine verlässlichen Daten zur Häufigkeit einer unerwünschten Arzneimittelwirkung gewinnen.

Macht die Risikobewertung Maßnahmen erforderlich, stehen verschiedene Eskalationsstufen zur Verfügung:

- Anwendungs- oder Indikationsbeschränkungen,
- Aufnahme weiterer Kontraindikationen, Nebenwirkungen und/oder Warnhinweise in die Fachinformation,
- Anordnung weiterer Studien durch den pharmazeutischen Unternehmer zur weiteren Abklärung von Risiken,
- Empfehlung, das Arzneimittel der Verschreibungspflicht zu unterstellen,
- im Extremfall Widerruf oder Ruhen der Zulassung (Beispiele in Tab. 1.4).

Satz für die Beratung

„Das Mittel gegen Wadenkrämpfe ist seit kurzem verschreibungspflichtig. Man hat herausgefunden, dass bei einigen Patienten Blutbildveränderungen aufgetreten sind."

Auf der Grundlage des entsprechenden Bewertungsberichts entscheidet die Europäische Kommission über die zu treffenden Maßnahmen, die bei zentral zugelassenen Arzneimitteln dann gleich umgesetzt werden. Bei nationalen Zulassungen müssen die Entscheidungen noch auf nationaler Ebene in Form eines Stufenplanverfahrens umgesetzt werden. Nationale Lösungen kann es auch dann geben, wenn aus einem Risikobewertungsverfahren keine bindende Entscheidung der Europäischen Kommission hervorgeht.

Wichtige und dringliche neue Erkenntnisse zu unerwünschten Arzneimittelwirkungen verbreiten die pharmazeutischen Unternehmen in Absprache mit der zuständigen Behörde (BfArM bzw. PEI) über die sogenannten „Rote-Hand-Briefe" (Abb. 1.3) an die Fachkreise, unter anderem Ärzte

Tab. 1.4 Beispiele für Marktrücknahmen von Arzneistoffen oder Aussetzen/Ruhen der Zulassung aufgrund von Sicherheitsbedenken. Nach Gießen 2014

Jahr	Arzneistoff	Indikation	Sicherheitsbedenken
2000	Troglitazon	Diabetes mellitus	Hepatotoxizität
2001	Cerivastatin	Hypercholesterinämie	Rhabdomyolyse
2004	Rofecoxib	Entzündungen, rheumatische Erkrankungen	Erhöhtes kardiovaskuläres Risiko (Herzinfarkt, Schlaganfall)
2007	Clobutinol	Reizhusten	Herzrhythmusstörungen
2008	Rimonabant	Adipositas	Psychiatrische Nebenwirkungen wie Depressionen
2010	Sibutramin	Adipositas	Kardiovaskuläre Nebenwirkungen
2013	Nicotinsäure/Laropiprant	Dyslipidämie	Erhöhtes Risiko für Blutungen und Infektionen
2013	Orales Ketoconazol	Antimykotikum	Hepatotoxizität
2013	Tetrazepam	Muskelrelaxans	Schwere Hautreaktionen

und Apotheker. In diesen Mitteilungen sind Hintergrundinformationen zu den jeweiligen Nebenwirkungen sowie Maßnahmen zur Risikominimierung enthalten. Die Apotheken erreichen die Rote-Hand-Briefe in der Regel postalisch. Zusätzlich informiert auch die AMK und nutzt dazu neben den Veröffentlichungen in der Fachpresse auch den Schnellinformationsweg über den pharmazeutischen Großhandel.

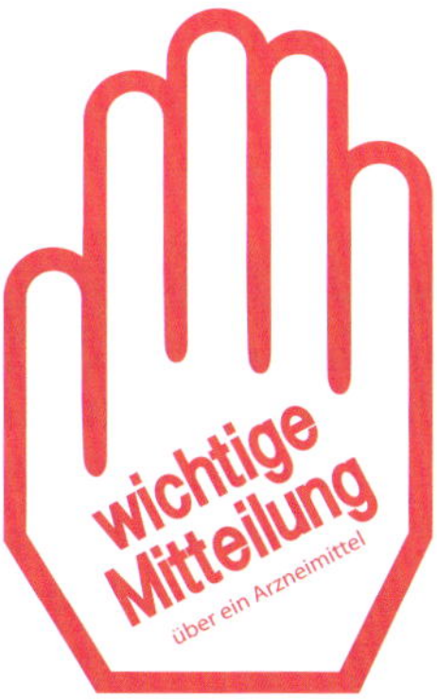

Abb. 1.3 Mit dem „Rote-Hand-Brief"-Symbol werden wichtige und dringliche Erkenntnisse zu unerwünschten Arzneimittelwirkungen gekennzeichnet.

1.3 Besondere Risikogruppen

Grundsätzlich können unerwünschte Arzneimittelwirkungen bei allen Patienten auftreten. Es gibt jedoch einige Risikogruppen, die für Nebenwirkungen besonders anfällig und gleichzeitig auch besonders gefährdet sind. Dazu gehören etwa Kinder und ältere Menschen, der Embryo beziehungsweise Fetus in der Schwangerschaft, Säuglinge, die gestillt werden und Menschen mit bestimmten genetischen Besonderheiten.

1.3.1 Schwangerschaft und Stillzeit

Seit der Contergan-Katastrophe ist das Bewusstsein gestiegen, dass Arzneistoffe, die die Mutter während der Schwangerschaft einnimmt, auch das ungeborene Kind erreichen können: Die Plazenta ist für die meisten Arzneistoffe keine effektive Schranke, sodass beim Kind etwa 20 bis 80 Prozent der Arzneistoffkonzentrationen im mütterlichen Blut ankommen. Aus diesem Grund müssen neue Arzneistoffe in der präklinischen Entwicklung auch umfangreiche Prüfungen auf mögliche embryotoxische Effekte durchlaufen.

Wie hoch das Risiko für teratogene Nebenwirkungen ist, hängt neben den Eigenschaften des Arzneistoffs häufig auch von der Dosis ab sowie der Entwicklungsperiode des ungeborenen Kindes. In den ersten beiden Wochen nach der Empfängnis gilt in der Regel das „Alles-oder-nichts-Prinzip“: Werden Zellen durch äußere Einflüsse geschädigt, können andere Zellen sie ersetzen. Ist der Schaden jedoch sehr groß, stirbt die Frucht ab. In späteren Entwicklungsphasen gelten dagegen andere Prinzipien: Am empfindlichsten reagiert das ungeborene Kind in der Frühschwangerschaft (bis zur 12. Woche). In diesem Zeitraum werden die Organe angelegt. Ab dem zweiten Schwangerschaftsdrittel sinkt zwar die Empfindlichkeit, aber es können bei fehlerhaftem Arzneimittelgebrauch Funktionsstörungen an bestimmten Organsystemen auftreten (Fetotoxizität).

Bekannte teratogene Arzneistoffe sind etwa Thalidomid, Retinoide, Vitamin A in hohen Dosierungen sowie einige Antiepileptika, etwa Carbamazepin, Valproat oder Phenytoin. Fetotoxisch wirken ACE-Hemmer, Sartane, Immunsuppressiva und Zytostatika. Das Risiko ist aber jeweils unterschiedlich groß.

Problematisch für die Beurteilung der Arzneitherapie in der Schwangerschaft ist vor allem die unsichere Datenlage, da aus den Zulassungsstudien meist keine entsprechenden Hinweise für die Anwendung in der Schwangerschaft vorliegen. Deshalb stammen entsprechende Daten meist aus Beobachtungsstudien von teratologischen Beratungszentren. Dazu gehört in Deutschland etwa das Institut für Embryonaltoxikologie in Berlin (Embryotox).

Um Nebenwirkungen beim Kind zu vermeiden, ist es in der Regel sinnvoll, vor einer geplanten Schwangerschaft eine notwendige medikamentöse Dauertherapie zu überprüfen und wenn möglich auf Arzneistoffe mit niedrigem Risiko umzustellen. Dabei sollte bedacht werden, dass in vielen Fällen die Nicht-Behandlung einer Erkrankung bei der Mutter, etwa Asthma, für das Kind ebenfalls eine Gefährdung darstellt. Für die nicht vorhersehbare Behandlung in der Schwangerschaft, etwa in der Selbstmedikation, gelten zur Risikominimierung einige Regeln:

- immer strenge Indikationsstellung (nicht-medikamentöse Maßnahmen ausschöpfen),
- nur als sicher eingestufte Arzneimittel verwenden, diese sind in der Regel eher ältere Arzneistoffe statt neue Wirkstoffe,
- möglichst kurze Anwendungsdauer,
- möglichst Monotherapie,
- lokale Therapie einer systemischen vorziehen.

Satz für die Beratung

„Bei verstopfter Nase sollten Sie besser ein Nasenspray und nicht das Kombi-Grippemittel wählen."

1

Für die Information zum Risikopotential verschiedener Arzneistoffe sind Fachinformationen und die Rote Liste meist wenig hilfreich, da sie vielfach vor allem die juristischen Bedenken der Hersteller abbilden. Sinnvoll ist es daher, auf die Empfehlungen eines teratologischen Beratungszentrums wie Embryotox zurückzugreifen, die weitere Daten berücksichtigen (▸ Kap. 14).

Für eine Risikoabschätzung ist es auch wichtig, das Basisrisiko von Schwangeren und ungeborenen Kindern auch ohne Medikamenteneinnahme zu kennen: So weisen etwa drei bis fünf von 100 Kindern bei der Geburt Fehlbildungen auf. Nur in etwa zwei Prozent der Fälle sind diese Fehlbildungen auf eine Arzneimitteleinnahme der Mutter zurückzuführen. Das zahlenmäßig bedeutsamste Teratogen ist nach wie vor Alkohol. Etwa 15 Prozent aller diagnostizierten Schwangerschaften enden als Spontanabort, unabhängig von einer Schädigung durch Arzneimittel.

Eine vorausschauende Planung ist auch bei einer notwendigen Arzneitherapie der Mutter während der Stillzeit sinnvoll. Nicht alle Arzneistoffe gehen in die Muttermilch über oder schädigen das Kind. Ebenso wie in der Schwangerschaft sollten bei der Therapie in der Stillzeit bekannten Wirkstoffen der Vorzug gegeben werden, für die keine Probleme bekannt sind.

1.3.2 Kinder

Kinder sind auch nach der Geburt weiter anfällig für Nebenwirkungen. Dafür sind besonders die vielfältigen körperlichen und psychischen Veränderungen verantwortlich, die Kinder im Laufe ihrer Entwicklung zum Erwachsenenalter durchlaufen, denn dadurch können Arzneimittel zu Entwicklungsstörungen führen. Da Kinder im Vergleich zu älteren Erwachsenen eine deutlich längere Lebenserwartung haben, spielen für sie auch mögliche Spätfolgen der Arzneimitteltherapie eine Rolle.

Neben diesen physiologischen Gründen ist es weiterhin bedeutsam, dass in der Pädiatrie viele Arzneistoffe eingesetzt werden, die nicht explizit in klinischen Studien untersucht wurden und deshalb für diese Altersklasse auch nicht zugelassen sind („off-label use"). Zwar gibt es für pharmazeutische Hersteller durch die EU-Kinderarzneimittelverordnung seit 2007 Anreize, Arzneistoffe auch bei Kindern besser zu untersuchen, doch sind die Daten bisher sehr begrenzt. Das hat zur Folge, dass Informationen zur Pharmakokinetik häufig durch Extrapolation der Daten von Erwachsenen gewonnen werden. Allerdings unterscheidet sich bei Kindern etwa die Fähigkeit zur Metabolisierung oder Ausscheidung deutlich von der bei Erwachsenen und verändert sich auch im Laufe der Entwicklung in der Kindheit. Extrapolationen sind deshalb meist eher ungenau und Fragen der Dosis mit einer erheblichen Unsicherheit verbunden. Hinzu kommt, dass bei einigen Arzneistoffen die Medikamente nicht in Darreichungsformen vorliegen, die eine exakte Dosierung erlauben. Damit steigt das Risiko für eine versehentliche Überdosierung und somit auch von Nebenwirkungen.

Um bessere Daten aus der Routineversorgung gewinnen zu können, sollten daher alle unerwünschten Arzneimittelwirkungen bei Kindern über das Spontan-Meldesystem an die zuständigen Stellen gemeldet werden. Das gilt auch, wenn das Kind versehentlich Arzneimittel einnimmt, die nicht für es bestimmt waren.

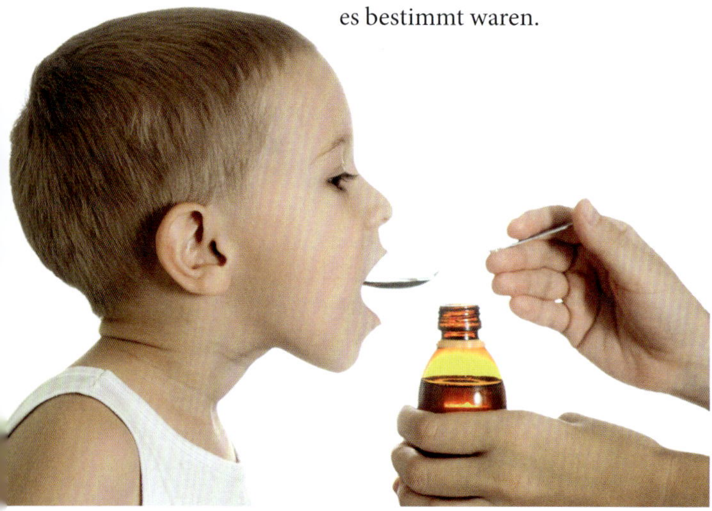

Abb. 1.4 Häufig sind Kinder in Zulassungsstudien nicht vertreten. Deshalb sollten alle Nebenwirkungen bei Kindern über das Spontanmeldesystem erfasst werden.

Satz für die Beratung

„Es verbessert unser aller Wissen über dieses Arzneimittel, wenn wir die Nebenwirkungen bei Ihrem Kind an die Behörde melden können."

□ **Tab. 1.5** Auswahl von Mechanismen, die bei älteren Patienten zu einem erhöhten Risiko für unerwünschte Arzneimittelwirkungen führen.

Häufige Veränderungen im Alter	Erhöhtes Risiko für
Verringerte glomeruläre Filtrationsrate	Verschlechterung der Nierenfunktion, Gefahr der Kumulation von vorwiegend renal eliminierten Arzneistoffen
Verringerte renale Rückresorption von Natriumionen	Hyponatriämie
Verringertes Durstempfinden und verringerte Fähigkeit zur Harnkonzentrierung	Exsikkose, dadurch u. U. Begünstigung eines Delirs
Schlechter Ernährungszustand, niedriges Körpergewicht	Überdosierung und dadurch möglicherweise toxische Arzneimittelkonzentrationen
Verringerte Schleimbildung im Magen-Darm-Trakt	Gastrointestinale Blutungen
Erhöhte Durchlässigkeit der Blut-Hirn-Schranke	Delir, Sedierung, Schwindel
Abnahme der Muskelmasse	Stürze
Zunahme des Fettanteils	Kumulation von lipidlöslichen Arzneistoffen
Multimorbidität und Multimedikation	Interaktionen
Funktionelle Beeinträchtigungen (Sehen, Hören, manuelle Geschicklichkeit, Gedächtnis)	Medikationsfehler

1.3.3 Ältere Patienten

Ältere Menschen sind ebenfalls besonders empfänglich für Nebenwirkungen einer Arzneitherapie. Dafür sind verschiedene Faktoren verantwortlich (□ Tab. 1.5): Zum einen tragen physiologische Gründe dazu bei, doch auch häufige Erkrankungen im Alter spielen eine Rolle. Nicht selten leiden ältere Patienten auch unter mehreren Erkrankungen gleichzeitig (Multimorbidität). Da viele der Erkrankungen mit Arzneimitteln behandelt werden, können auch Interaktionen auftreten, die das Risiko für Nebenwirkungen weiter erhöhen. Hinzu kommt, dass viele ältere Patienten mögliche Folgen der unerwünschten Wirkungen nicht mehr so leicht kompensieren wie in jüngeren Jahren und daraus dann teilweise fatale Folgen entstehen: So können etwa Medikamente, die Schwindel verursachen, bei älteren Menschen leicht Stürze auslösen (▸ Kap. 12.2).

Werden Arzneimittel nicht als Ursache der Beschwerden erkannt, droht eine Verordnungskaskade (○ Abb. 1.5): Die Nebenwirkungen einer Pharmakothera-

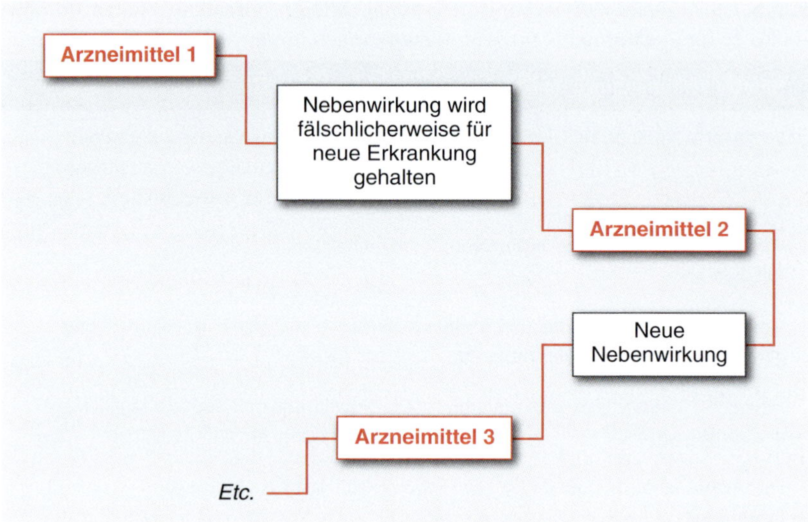

Abb. 1.5 Eine Verordnungskaskade entsteht leicht, wenn Nebenwirkungen einer Arzneitherapie nicht als solche erkannt werden und für die Behandlung der Symptome ein anderes Medikament verordnet oder empfohlen wird.

pie werden mit einem anderen Arzneimittel bekämpft, das wiederum weitere unerwünschte Wirkungen mit sich bringt.

Deshalb sollten Sie bei Beschwerden von älteren Patienten auch an mögliche unerwünschte Arzneimittelwirkungen denken. Das betrifft vor allem die typischen geriatrischen Syndrome wie kognitive Defizite, Sturzneigung und Inkontinenz. Daneben können Arzneimittel aber auch eine zunehmende Gebrechlichkeit (Frailty) fördern. Verdächtig ist es immer, wenn die Beschwerden kurze Zeit nach der Neuverordnung oder einer Dosissteigerung auftreten. Bei Patienten mit Dauermedikamenten lohnt es sich, regelmäßig danach zu fragen, ob sie die Arzneimittel gut vertragen. Auch Wünsche nach OTC-Präparaten sollten Sie kritisch hinterfragen, denn manche vermeintliche Beschwerden in der Selbstmedikation sind in Wirklichkeit auf Nebenwirkungen anderer Medikamente zurückzuführen. Deshalb sollten Sie bei der Beratung in der Selbstmedikation auch immer nach anderen eingenommenen Medikamenten fragen.

Satz für die Beratung

„Wenn Ihnen neuerdings immer schnell schwindlig ist, seit Sie das neue Medikament bekommen, sollten Sie besser mit Ihrem Arzt darüber sprechen."

Besteht ein begründeter Verdacht, dass ein verordnetes Arzneimittel für die Beschwerden des Patienten mit verantwortlich ist, ist ein Gespräch mit dem Arzt wichtig. Zwar ist in den meisten Fällen ein Arzneimittel nicht die einzige

Ursache für die Beschwerden, doch kann eine Anpassung der Medikation das Risiko unter Umständen deutlich reduzieren.
Im Rahmen des Medikationsmanagements oder bei der Beratung des Arztes geben Hilfsmittel wie die FORTA-Kriterien oder die PRISCUS-Liste Anhaltspunkte, welche Arzneistoffe älteren Menschen häufig mehr schaden als nutzen. In der Apotheke ist in der Selbstmedikation bei älteren Menschen wegen möglicher anticholinerger Nebenwirkungen Zurückhaltung vor allem bei älteren Antihistaminika geboten, die etwa in rezeptfreien Schlafmitteln oder Kombinations-Grippemitteln enthalten sind.

1.3.4 Genetische Besonderheiten

In den letzten Jahren hat die Forschung zum Thema Pharmakogenetik immens zugenommen. Pharmakogenetik ist die Wissenschaft, die sich damit beschäftigt, wie die genetische Ausstattung eines Menschen die Wirksamkeit, aber auch die Sicherheit von Arzneimitteln beeinflusst.

Im Hinblick auf mögliche unerwünschte Wirkungen können genetische Varianten (Polymorphismen) sowohl unvorsehbare als auch dosisabhängige Nebenwirkungen beeinflussen. So wurden etwa einige Zusammenhänge zwischen bestimmten Ausprägungen des Gens für das humane Leukozytenantigen (HLA) und idiosynkratischen Nebenwirkungen gefunden, die sich in immunologischen Reaktionen äußern und mit Hautreaktionen einhergehen, bei schwerer Ausprägung aber auch andere Organe in Mitleidenschaft ziehen können. In anderen Fällen kann die Aktivität von metabolisierenden Enzymen (etwa CYP) durch genetische Veränderungen bei einzelnen Menschen höher oder niedriger sein als bei anderen. Das kann dann Auswirkungen auf die Blutspiegel des betreffenden Arzneistoffs haben.

Vor dem Hintergrund dieser Erkenntnisse werden in der jüngsten Zeit auch vermehrt pharmakogenetische Tests beworben (in der Regel als Selbstzahlerleistung), mit denen der Patient auf bestimmte genetische Varianten untersucht werden soll. Aus den Ergebnissen der Tests sollen Empfehlungen für Auswahl des Wirkstoffs oder die Dosierung möglich werden, um das Risiko für Nebenwirkungen zu verringern („stratifizierenden Pharmakotherapie“).

Allerdings ist in vielen Fällen ein echter Nutzen für den Patienten bisher noch nicht ausreichend in klinischen Studien nachgewiesen worden. Viele der bisherigen Erkenntnisse sind nur retrospektiv aus Studien abgeleitet worden, sodass man nicht ausschließen kann, dass möglicherweise andere Faktoren das Ergebnis verzerrt haben könnten. Experten fordern jedoch eine konsequente prospektive Validierung der jeweiligen Biomarker, also etwa einer bestimmten Genvariante, im Hinblick auf einen patientenrelevanten klinischen Nutzen.

Warum valide klinische Studien notwendig sind und mechanistische Überlegungen nicht ausreichen, illustrieren zwei Beispiele: Aus Untersuchungen weiß man, dass beispielsweise der Abbau des Zytostatikums Irinotecan zwar bei bestimmten Polymorphismen zu einer erhöhten Toxizität führen kann. Das spielt allerdings in der Praxis nur eine Rolle, wenn das Krebsmittel in sehr hohen Dosierungen verabreicht wird. In niedrigen Dosierungen sind die phar-

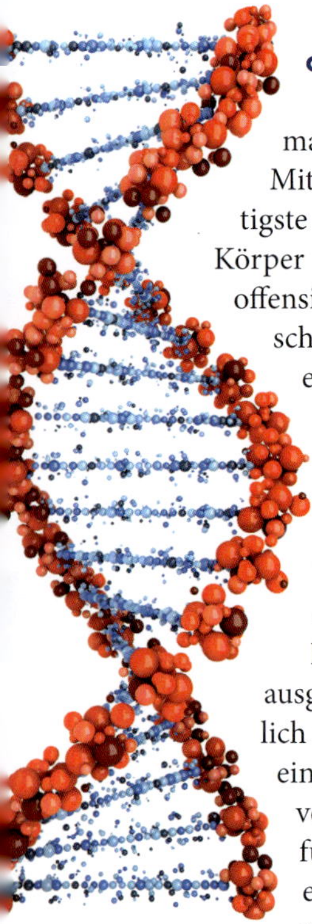

Abb. 1.6 Genetik hat Einfluss auf die Wirkung von Arzneimitteln.

makogenetischen Varianten dagegen irrelevant für die Verträglichkeit des Mittels. Auch bei dem Antiarrhythmikum Vernakalant sind für das wichtigste abbauende Enzym Polymorphismen bekannt – doch sucht sich der Körper bei Patienten mit langsamerer Metabolisierung über dieses Enzym offensichtlich alternative Abbauwege, sodass sich die Ausscheidungsgeschwindigkeit kaum unterscheidet. Diese Beispiele machen deutlich, dass ein Unterschied in biologischen Mechanismen noch lange nicht dazu führt, dass auch im gesamten Organismus unterschiedliche Effekte entstehen. Schließlich ist auch zu bedenken, dass nicht nur pharmakogenetische Faktoren über Erfolg und Verträglichkeit einer Pharmakotherapie entscheiden. Unter Umständen spielen Therapietreue, Wechselwirkungen oder Störungen der Funktion von Leber oder Niere sogar eine wesentlich größere Rolle.

Für die Apothekenpraxis darf man daher nicht ohne weiteres davon ausgehen, dass ein pharmakogenetischer Test dem Patienten auch tatsächlich nützt. Das gilt etwa für Tests, die für Ansprechen und Verträglichkeit einer Statin-Therapie angeboten werden. Genetische Veränderungen in verschiedenen Transportproteinen werden mit einem erhöhten Risiko für Myopathien in Verbindung gebracht. In retrospektiven Analysen ist ein Zusammenhang zwischen Polymorphismen für das SLCO1B1-Gen und Myopathien bei einer Simvastatin-Therapie nachgewiesen worden. Prospektive Studien fehlen jedoch bisher. In den retrospektiven Analysen ist außerdem der absolute Nutzen selbst für homozygote Träger der genetischen Varianten sehr gering und vor allem bei einer Hochdosistherapie relevant. Hinzu kommt, dass Myopathien unter Statinen auch bei Patienten ohne Polymorphismen in den entsprechenden Genen auftreten können. Ein Test, der (richtig) keinen Hinweis auf genetische Varianten liefert, könnte dann dazu führen, dass sich der Patient in falscher Sicherheit wiegt und mögliche Symptome nicht richtig einordnet. Möglicherweise sind andere Sicherheitsstrategien bei der Statin-Therapie dann sinnvoller als ein pharmakogenetischer Test; etwa der Einsatz der niedrigstmöglichen Dosis, eine ausreichende Berücksichtigung anderer Risikofaktoren, eine Sensibilisierung des Patienten für mögliche Symptome und bei Bedarf eine Messung des Enzyms Kreatinkinase als Marker für Muskelschäden.

Satz für die Beratung

„Bitte achten Sie trotz des genetischen Tests unbedingt auf Muskelschmerzen und setzten Sie sich dann kurzfristig mit dem Arzt in Verbindung."

Vor diesem Hintergrund haben bisher nur wenige pharmakogenetische Tests mit dem Ziel der Verringerung von unerwünschten Arzneimittelwirkungen Eingang in die klinische Praxis gefunden. Beispiele für pharmakogenetische

Hinweise in den deutschen Fachinformationen zeigt ◻ Tab. 1.6. Allerdings lässt die Erwähnung in den Fachinformationen nicht automatisch den Schluss zu, dass ein klinischer Nutzen der Testung zweifelsfrei belegt wäre: Eine Studie hat untersucht, inwiefern sich in den USA die entsprechenden Hinweise in den Fachinformationen tatsächlich auf überzeugende Evidenz stützen können. Das Ergebnis: Nur bei 18 von 119 untersuchten pharmakogenetischen Empfehlungen fand sich tatsächlich eine ausreichende Evidenz dafür, dass der Einsatz der Biomarker das klinische Ergebnis in relevantem Ausmaß beeinflusst. Von daher sollte die wissenschaftliche Basis von pharmakogenetischen Tests immer kritisch hinterfragt werden.

1

◻ **Tab. 1.6** Beispiele von Arzneistoffen, bei denen die deutschen Fachinformationen pharmakogenetische Informationen im Hinblick auf mögliche Nebenwirkungen enthalten.

Arzneistoff	Biomarker	Mögliche Folgen	Stellenwert in der Fachinformation
Abacavir	Vorhandensein des HLA-B*5701-Allels	Erhöhtes Risiko für Überempfindlichkeitsreaktionen	4.1 Anwendungsgebiete, 4.4 Besondere Warnhinweise und Vorsichtsmaßnahmen für die Anwendung: Jeden Patienten vor Anwendung testen, bei positivem Ergebnis nicht anwenden, außer wenn keine andere Therapieoption verfügbar ist.
Azathioprin	Thiopurin-Methyltransferase (TPMT)-Mangel	Stark erhöhte Knochenmarkstoxizität	4.4 Besondere Warnhinweise und Vorsichtsmaßnahmen für die Anwendung: Obwohl diese Tests nicht alle Patienten mit einem Risiko für eine schwere Toxizität identifizieren können, wird die Testung auf TMPT-Mangel insbesondere prätherapeutisch bei hochdosierter Azathioprin-Therapie sowie bei rascher Verschlechterung des Blutbilds empfohlen.

Tab. 1.6 Beispiele von Arzneistoffen, bei denen die deutschen Fachinformationen pharmakogenetische Informationen im Hinblick auf mögliche Nebenwirkungen enthalten. (Fortsetzung)

Arzneistoff	Biomarker	Mögliche Folgen	Stellenwert in der Fachinformation
Carbamazepin	Vorhandensein des HLA-B*1502-Allels bei Patienten, die von Han-Chinesen oder Thailändern abstammen	Erhöhtes Risiko für schwere Hautreaktionen	4.4 Besondere Warnhinweise und Vorsichtsmaßnahmen für die Anwendung: Es wurde nachgewiesen, dass das Vorhandensein des Allels HLA-B*1502 bei Personen, die von Han-Chinesen oder Thailändern abstammen, stark mit dem Risiko des Auftretens schwerer Hautreaktionen, und zwar des Stevens-Johnson-Syndroms, verbunden ist. Die Prävalenz von Trägern des HLA-B*1502-Allels beträgt bei Han-Chinesen und Thailändern etwa 10 %. Diese Personen sollten vor Beginn der Therapie mit Carbamazepin genetisch auf dieses Allel hin untersucht werden, wenn dies irgendwie möglich ist [...] Viele asiatische Patienten, die für HLA-B*1502 positiv sind und mit Carbamazepin behandelt werden, entwickeln kein SJS/TEN und Patienten, die für HLA-B*1502 negativ sind, können dennoch SJS/TEN entwickeln.

Tab. 1.6 Beispiele von Arzneistoffen, bei denen die deutschen Fachinformationen pharmakogenetische Informationen im Hinblick auf mögliche Nebenwirkungen enthalten. (Fortsetzung)

Arzneistoff	Biomarker	Mögliche Folgen	Stellenwert in der Fachinformation
Simvastatin	c.521T>C-Allels des SLCO1B1-Gens	Erhöhtes Risiko für Rhabdomyolyse	5.2 Pharmakokinetische Eigenschaften: Träger des c.521T>C-Allels des SLCO1B1-Gens haben eine niedrigere OATP1B1-Aktivität. Die durchschnittliche Bioverfügbarkeit (AUC) des wichtigsten aktiven Metaboliten, Simvastatinsäure, beträgt 120 % bei heterozygoten Trägern (CT) des C-Allels und 221 % bei homozygoten Trägern (CC), bezogen auf die von Patienten mit dem häufigsten Genotyp (TT). Das C-Allel hat eine Häufigkeit von 18 % in der europäischen Bevölkerung. Bei Patienten mit SLCO1B1-Polymorphismus besteht ein Risiko für eine verstärkte Exposition von Simvastatinsäure, welche zu einem erhöhten Rhabdomyolyserisiko führen kann.

1.4 Informationsquellen zu Nebenwirkungen

Für die Apothekenpraxis ist es wichtig, die wichtigsten und aussagekräftigsten Informationsquellen zu Nebenwirkungen zu kennen. Für bekannte Nebenwirkungen empfiehlt sich ein Blick in die Fachinformationen. Dort sind die unerwünschten Arzneimittelwirkungen nach Organsystemen und Häufigkeit sortiert. Die Daten aus den Fachinformationen sind auch in der ABDA-Datenbank abgebildet.

Wenn sich wichtige und dringliche neue Erkenntnisse zu unerwünschten Arzneimittelwirkungen ergeben, informieren die Rote-Hand-Briefe des pharmazeutischen Herstellers darüber. Diese Informationen finden sich auch in den Veröffentlichungen der AMK, die in der Fachpresse abgedruckt werden und über die AMK-Homepage eingesehen werden können. Die Meldungen können ebenso wie die „Drug Safety Mail“ der AkdÄ auch per Mail abonniert werden.

Das Bundesinstitut für Arzneimittel und Medizinprodukte (BfArM) sammelt Informationen zur Pharmakovigilanz auf seiner Internet-Seite. Dazu gehören beispielsweise auch Hintergrundinformationen zu europäischen Risikobewertungsverfahren oder Anordnungen im Rahmen von Stufenplanverfahren. Gemeinsam mit dem Paul-Ehrlich-Institut (PEI) gibt das BfArM seit einigen Jahren ein „Bulletin zur Arzneimittelsicherheit“ heraus, das aktuelle Aspekte aus der Pharmakovigilanz aufgreift. Auf der Webseite des BfArM sind auch die gesammelten Verdachtsfälle des Spontan-Meldesystems frei zugänglich. Für die entsprechenden Meldungen auf europäischer Ebene hat die europäische Arzneimittelagentur EMA eine entsprechende Webseite eingerichtet.

Informationen über mögliche Nebenwirkungen von Arzneimitteln in der Schwangerschaft und eventuelle Alternativen bietet das Institut für Embryonaltoxikologie in Berlin. Dort ist auch eine telefonische Einzelfallberatung möglich. Die entsprechenden Internet-Adressen finden sich in ▸Kap. 14.

1.5 Kommunikation über Nebenwirkungen

Unerwünschte Arzneimittelwirkungen werden in der Praxis häufig eher stiefmütterlich behandelt. Häufig haben PTAs und Apotheker Bedenken, das Thema gegenüber den Patienten anzusprechen – zu groß ist die Furcht, dass der Patient die Informationen nicht richtig einordnen kann und deshalb darauf verzichtet, das Arzneimittel einzunehmen. Dieses Risiko ist nicht von der Hand zu weisen, doch gibt es auch eine Reihe von Gründen, weshalb Informationen zu möglichen Nebenwirkungen dennoch in ein gutes Beratungsgespräch gehören.

1.5.1 Der informierte Patient

In den letzten Jahren wird es in medizinischen und pharmazeutischen Fachkreisen zu Recht thematisiert, dass der Patient ein Recht darauf hat, auch über die unerwünschten Wirkungen der Pharmakotherapie aufgeklärt zu werden. Ähnlich, wie er vor einem operativen Eingriff erfahren muss, welche Probleme dabei auftreten können, sollte er auch wissen, welche Risiken mit dem Arzneimittel verbunden sind. Denn nur so kann er eine informierte Entscheidung darüber treffen, ob für ihn der mögliche Nutzen und die möglichen Nebenwirkungen in einem solchen Verhältnis stehen, dass er bereit ist, sich auf die Arzneimitteltherapie einzulassen. Das gilt selbstverständlich nicht nur für verschreibungspflichtige Arzneimittel, sondern auch für Medikamente der Selbstmedikation.

1.5.2 Die Therapietreue fördern

Wenn Sie bereits in der Apotheke über Nebenwirkungen informieren, haben Sie die Gelegenheit, im Gespräch auf mögliche Ängste oder Vorurteile des Patienten einzugehen. Ein kritischer Patient wird zu Hause sowieso den Beipackzettel lesen – aber dort haben Sie keine Gelegenheit mehr, das Verhältnis von Nutzen und Risiken zu erklären. Und schließlich stärkt die Beratung zu Nebenwirkungen auch die Eigenverantwortung und Mündigkeit des Patienten: Er ist über seine Arzneimitteltherapie informiert und kann die Reaktionen seines Körpers besser einordnen. So sollte der Patient etwa wissen, wenn ein Arzneistoff die Farbe des Urins verändert, damit er sich keine Sorgen macht.

Satz für die Beratung

„Für die meisten Patienten ist der Nutzen dieses Arzneimittels größer als die möglichen Risiken."

1.5.3 Sicherheit der Arzneimitteltherapie erhöhen

In einigen Fällen ist es auch möglich, durch bestimmte Maßnahmen das Risiko für Nebenwirkungen zu verringern. Bei Acarbose beispielsweise treten häufig zu Beginn der Therapie starke Blähungen bzw. Übelkeit und Erbrechen auf. Die gastrointestinalen Beschwerden fallen meist milder aus, wenn einschleichend dosiert wird. Wenn Medikamente das Reaktionsvermögen verlangsamen, die Sicht beeinträchtigen oder zu Schwindel führen, ist für Autofahrer und Maschinenarbeiter ein entsprechender Hinweis notwendig, damit sie sich selbst und andere nicht gefährden. Und schließlich muss der Patient auch wissen, welche Symptome möglicherweise auf gefährliche unerwünschte Wirkungen hindeuten können, damit er bei Bedarf rechtzeitig seinen Arzt kontaktieren kann. Das sind bei einer Therapie mit Statinen etwa starke Muskelschmerzen ohne erkennbaren Anlass.

Satz für die Beratung

„Bitte fahren Sie nicht selbst Auto, wenn Ihnen von den Tabletten schwindlig wird."

Neben der vorsorglichen Information über Nebenwirkungen bei der Neuabgabe von Arzneimitteln ist es in der Apothekenpraxis auch wichtig, mögliche unerwünschte Wirkungen als solche erkennen zu können. Das ist etwa besonders bei älteren Patienten mit chronischen Erkrankungen der Fall, die Arzneimittel häufig über einen längeren Zeitraum einnehmen (▸ Kap. 1.3.3).

1.5.4 Risiken quantifizieren und einordnen

Bei der Beratung sollten Sie die Patienten auch darauf hinweisen, dass nicht jede in der Packungsbeilage aufgeführte Nebenwirkung auch tatsächlich auftritt. In der Packungsbeilage wird angegeben, mit welcher Häufigkeit die jeweiligen Nebenwirkungen auftreten. Die dabei verwendeten Begriffe sind festgelegt (◘ Tab. 1.2). Diese Erläuterungen finden sich zwar auch in der Packungsbeilage, werden aber häufig übersehen. Ein entsprechender Hinweis kann die

Angst vor Nebenwirkungen also relativieren, gerade auch wenn Sie es schaffen, dem Patienten den Nutzen des Arzneimittels deutlich zu machen.

Untersuchungen haben jedoch gezeigt, dass viele Patienten Begriffe wie „häufig" eher im umgangssprachlichen Sinne verstehen: So sollten in einer Studie die Probanden angeben, bei wieviel Prozent der mit dem Arzneimittel behandelten Patienten eine „häufige" Nebenwirkung auftritt. Statt der richtigen Antwort „bei 1 bis 10 Prozent" lag der Mittelwert bei 45 Prozent! Statt der Begriffe kann es also sinnvoll sein, die zugehörigen Zahlenwerte im Beratungsgespräch zu nennen. Allerdings können auch Prozentangaben schwer zu verstehen sein, so dass Kommunikationsexperten dazu raten, auf natürliche Zahlenangaben wie „zwischen 1 und 10 von 100 Patienten" auszuweichen.

Vorsicht ist auch bei relativen Angaben geboten: Zwar ist es beispielsweise richtig, dass kombinierte orale Kontrazeptiva mit Gestagenen der dritten Generation (beispielsweise Drospirenon) das Thromboserisiko im Vergleich zu kombinierten oralen Kontrazeptiva mit Levonorgestrel verdoppeln. Insgesamt erhöht sich das Risiko jedoch nur von fünf bis sieben Frauen von 10000 auf neun bis 12 von 10000 Frauen und ist in absoluten Zahlen ziemlich gering.

Auch der Kontext ist bei der Kommunikation von Nebenwirkungen zu beachten: Bei dem Beispiel der kombinierten oralen Kontrazeptiva muss die Patientin nicht nur die Risikoerhöhung durch Einnahme des Verhütungsmittels kennen, sondern sollte auch wissen, dass durch eine Schwangerschaft das Risiko auf bis zu 30 von 10000 Frauen ansteigen kann – also deutlich höher liegt als durch Einnahme der Pille.

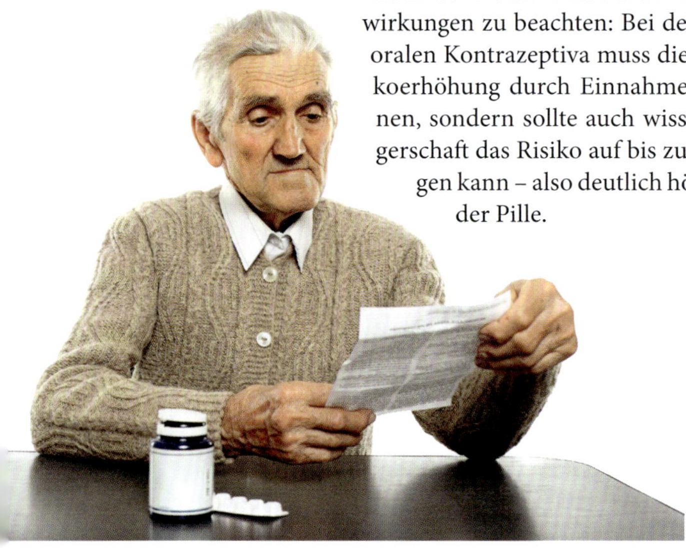

Abb. 1.7 Beratung zu Nebenwirkungen in der Apotheke ist auch deshalb wichtig, damit der Patient nicht zu Hause über der Packungsbeilage verzweifelt.

Satz für die Beratung

„Wenn 10000 Frauen die Pille einnehmen, bekommen etwa fünf bis sieben von ihnen eine Thrombose. Wenn die 10000 Frauen schwanger werden, weil sie die Pille aus Furcht vor dieser Nebenwirkung absetzen, kann aber bei bis zu 30 von ihnen eine Thrombose auftreten."

Insgesamt sollte das Risiko für Nebenwirkungen auch im Verhältnis zum möglichen positiven Effekt für den Patienten kommuniziert werden: Wie groß ist der Nutzen und wie verhält sich dazu der mögliche Schaden?

1.5.5 Mögliche Beratungsinhalte

Wenn Sie in der Apotheke zu Nebenwirkungen beraten, sollten Sie sich vorab überlegen, welche Inhalte darin vorkommen sollten. Sinnvoll ist es etwa, nicht über die kompletten Nebenwirkungen des Beipackzettels zu referieren, sondern gezielt unerwünschte Wirkungen herauszugreifen. Dazu gehören etwa (sehr) häufige, die den Patienten voraussichtlich beeinträchtigen oder ihm auffallen werden, etwa Übelkeit oder Durchfall. Sind solche Nebenwirkungen in der Regel vorübergehend, etwa zu Beginn der Therapie, sollten Sie das auch mit dem Patienten besprechen – denn das kann die Therapietreue erhöhen. Nebenwirkungen, die nur selten auftreten, gehören dann ins Beratungsgespräch, wenn sie schwerwiegende Folgen haben können und der Patient darauf reagieren muss (etwa indem er mit dem Arzt Kontakt aufnimmt). Das gilt auch für alle Nebenwirkungen, die der Patient durch eigene Maßnahmen vermeiden kann, etwa indem er auf direkte Sonnenbestrahlung, bestimmte Nahrungsmittel oder Alkoholkonsum verzichtet.

Satz für die Beratung

„Bitte vermeiden Sie intensive Sonnenbäder und Besuche im Solarium, während Sie die Tabletten einnehmen."

Zu allen diesen Aspekten erhalten Sie in den folgenden Kapiteln entsprechende Hinweise. Ermutigen Sie den Patienten dazu, mögliche Kontrolltermine beim Arzt unbedingt wahrzunehmen, denn sie dienen auch der Erkennung von möglichen unerwünschten Arzneimittelwirkungen.

Das Wichtigste in Kürze

- Beratung zu möglichen Nebenwirkungen kann die Therapietreue und die Eigenverantwortlichkeit des Patienten stärken.
- In der Apotheke sollten Sie bei geschilderten Beschwerden auch die Möglichkeit in Betracht ziehen, dass es sich unter Umständen um eine Nebenwirkung eines Arzneimittels handeln kann.
- Die Patienten sollten wissen, bei welchen Symptomen sie Rücksprache mit dem Arzt halten sollten.
- Apotheken sollten Verdachtsfälle von bestimmten Nebenwirkungen an die AMK melden.

2 Nebenwirkungen am Verdauungstrakt

Probleme am Verdauungstrakt gehören zu den häufigsten unerwünschten Wirkungen von Arzneimitteln und gleichzeitig auch zu den häufigsten Indikationen, für die Patienten Mittel in der Selbstmedikation verlangen. Solche Probleme können sich beispielsweise im Mund und in der Speiseröhre bemerkbar machen. Das ist für die Betroffenen nicht nur unangenehm, sondern kann auch die Nahrungsaufnahme beeinträchtigen. Daneben können Arzneimittel auch Magenprobleme, Verstopfung, Durchfall oder Blähungen verursachen. Außerdem können sich Nebenwirkungen auch an Leber und Bauchspeicheldrüse manifestieren.

2.1 Probleme in Mund und Speiseröhre

Wenn es beim Essen weh tut, das Schlucken nicht richtig funktioniert oder alles komisch schmeckt, können auch Medikamente dafür verantwortlich sein. Denn nicht wenige Arzneistoffe lösen unerwünschte Wirkungen im Bereich von Mund oder Speiseröhre aus (◘ Tab. 2.1).

◘ **Tab. 2.1** Auswahl von Arzneistoffen mit Nebenwirkungen im Bereich von Mund und Speiseröhre

Nebenwirkung	Arzneistoff(gruppe)
Mundtrockenheit	Trizyklische Antidepressiva, Anticholinergika, ältere H_1-Antihistaminika, Opioide
Veränderungen des Zahnfleischs	Immunsuppressiva (z. B. Ciclosporin), Antiepileptika (v. a. Phenytoin)
Candida-Befall	Inhalative Glucocorticoide
Geschmacksstörungen	Calciumantagonisten, Metronidazol, L-Dopa, Carbamazepin, einige ACE-Hemmer (z. B. Captopril, Enalapril), Metformin, einige Zytostatika (z. B. Cisplatin, Carboplatin)
Schluckbeschwerden	Tetracycline, Clindamycin, Eisenpräparate, Bisphosphonate, nichtsteroidale Antiphlogistika, Neuroleptika
Verfärbung der Zähne	Chlorhexidin, Zinnfluorid, flüssige Eisenpräparate

2.1.1 Problem Mundtrockenheit

Besonders Wirkstoffe mit anticholinergen Eigenschaften können zu Mundtrockenheit führen. Wie stark die Patienten durch dieses Problem beeinträchtigt werden, ist individuell unterschiedlich stark ausgeprägt. Während bei dem Einen die Mundschleimhaut nur etwas empfindlicher wird oder Mundgeruch auftritt, hat der Andere massive Probleme beim Essen und Sprechen. Besonders stark können die Beschwerden bei älteren Patienten sein, die häufig auch zu wenig trinken. Trockene Schleimhäute sind verletzlicher und anfälliger für Druckstellen, etwa durch Zahnprothesen, oder Infektionen und Entzündungen. In einigen Fällen kann Mundtrockenheit auch zu Geschmacks- oder Schluckstörungen führen.

Als erste Hilfe bei Mundtrockenheit sollten die Patienten auf eine ausreichende Flüssigkeitszufuhr achten. Zwischendurch können auch zuckerfreie Bonbons oder Kaugummis den Speichelfluss fördern. Wenn die Patienten durch die Mundtrockenheit stark beeinträchtigt sind, sollten sie mit ihrem Arzt darüber sprechen, ob eine Dosisreduktion oder ein Wechsel des Arzneimittels möglich sind.

2.1.2 Candida-Infektionen

Patienten, die regelmäßig inhalative Glucocorticoide anwenden, haben ein erhöhtes Risiko für einen Candidabefall der Mundschleimhaut („Mundsoor"). Denn bei der Inhalation können sich Wirkstoffpartikel auf der Schleimhaut niederschlagen und die Immunabwehr schwächen. Dadurch können Hefepilze wie Candida albicans die Oberhand gewinnen und zu einer Infektion führen. Verringern lässt sich das Problem durch Verwendung eines Spacers, weil sich durch die Inhalationshilfe weniger Partikel im Mund-Rachen-Raum ablagern. Außerdem sollten die Patienten nach der Inhalation den Mund ausspülen, Zähne putzen oder etwas essen, um die Kontaktzeit der Wirkstoffpartikel mit der Mundschleimhaut möglichst gering zu halten.

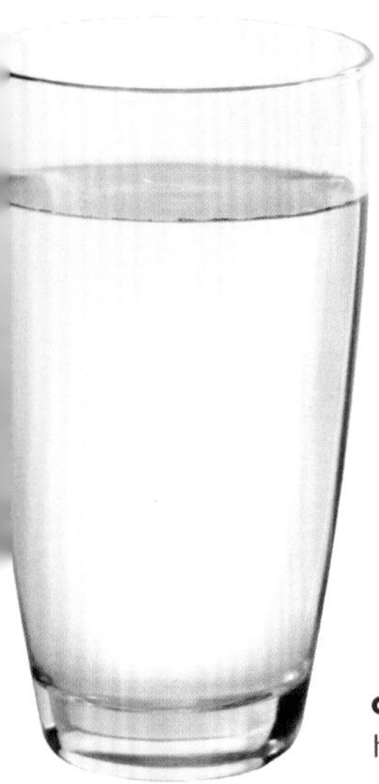

○ Abb. 2.1 Besonders anticholinerge Arzneistoffe führen zu Mundtrockenheit. Dagegen kann es helfen, ausreichend und regelmäßig zu trinken.

Satz für die Beratung

„Wenden Sie das Asthmaspray am besten immer vor dem Essen an oder putzen Sie nach der Anwendung die Zähne und spülen Sie den Mund gut aus."

2.1.3 Veränderungen an Zähnen und Zahnfleisch

Einige Arzneistoffe können auch Zähne und Zahnfleisch verändern. Zahnschädigende Eigenschaften sind etwa für Tetracycline bekannt – einer der Gründe, warum die Antibiotika-Gruppe nicht in Schwangerschaft und Stillzeit sowie bei jüngeren Kindern (bis zum Abschluss der Zahnentwicklung) angewendet werden sollten. Chlorhexidin in Mundspüllösungen kann den Zahnschmelz bräunlich verfärben – diese Nebenwirkung ist nach dem Absetzen allerdings reversibel. Wucherungen des Zahnfleischs können durch Immunsuppressiva (Ciclosporin, Sirolimus) entstehen, aber auch bei der Therapie mit Antiepileptika (v. a. Phenytoin) auftreten. Eine gute Mundhygiene hilft, sekundäre Probleme wie vermehrte Entzündungen des Zahnfleischs zu vermeiden. Für die Patienten ist dazu unter Umständen auch eine zahnärztliche Beratung hilfreich. In den meisten Fällen bilden sich die Wucherungen nach Absetzen des Medikaments im Laufe der Zeit wieder zurück.

Satz für die Beratung

„Wenn sich das Zahnfleisch verändert hat, sollten Sie sich am besten bei Ihrem Zahnarzt beraten lassen, worauf Sie bei der Mundhygiene besonders achten sollten."

2

2.1.4 Verändertes Schmecken

Einige Arzneistoffe können auch den Geschmackssinn beeinflussen. Dabei sind verschiedene Ausprägungen möglich: Sie reichen von einer bloßen Verringerung der Geschmacksschwelle über unangenehme Geschmacksempfindungen bis hin zu einem vollständigen Geschmacksverlust. Welche Geschmacksempfindungen die Patienten wahrnehmen, kann von Arzneistoff zu Arzneistoff sehr unterschiedlich sein: Am häufigsten ist ein metallisch-bitterer Geschmack wie etwa bei Metronidazol oder Lithiumsalzen, es können aber auch salzige oder faulige Geschmacksveränderungen auftreten, etwa bei Captopril.

Wie diese Veränderungen entstehen, ist noch nicht für alle Arzneistoffe vollständig geklärt. So haben einige Substanzen einen ausgeprägten Eigengeschmack, der sich etwa bei einer Ausscheidung in den Speichel bemerkbar macht. Bei anderen Wirkstoffen sollen Beeinträchtigungen der Hirnnerven beteiligt sein, bei anderen dagegen lokale Schäden an Geschmacksknospen. Manchmal treten Störungen des Schmeckens vor allem zu Beginn einer Pharmakotherapie auf, können aber auch während der gesamten Behandlungsdauer bestehen.

Satz für die Beratung

„Wenn Sie die Geschmacksstörungen sehr beeinträchtigen, sprechen Sie am besten zeitnah mit Ihrem Arzt darüber."

Geschmacksstörungen sind für den Patienten häufig sehr störend und können sich negativ auf den Appetit, die Nahrungszufuhr und letztlich die Lebensqualität auswirken. Dadurch sinkt auch die Bereitschaft, die Therapie wie vorgesehen durchzuführen. Deshalb sollten Sie die betreffenden Patienten ermutigen, mit ihrem Arzt darüber zu sprechen. Manchmal hilft schon eine Dosisreduktion, in anderen Fällen ist vielleicht ein Wechsel auf ein anderes Arzneimittel möglich. Geschmacksveränderungen bilden sich in den meisten Fällen nach dem Absetzen des Wirkstoffs wieder zurück, auch wenn es bisweilen einige Wochen dauern kann.

2.1.5 Probleme beim Schlucken

Eine wichtige Ursache für arzneimittelbedingte Schluckbeschwerden sind Arzneistoffe mit ulzerogenen Eigenschaften, die bei verlängertem Kontakt die Schleimhaut der Speiseröhre schädigen können. Solche Wirkstoffe sind etwa Tetracycline, Clindamycin, Präparate mit Eisensalzen oder Kaliumchlorid, Bisphosphonate und nichtsteroidale Antiphlogistika. Um solchen Schäden vorzubeugen, sollten Sie Ihren Patienten den Hinweis mitgeben, dass sie feste Arzneiformen immer mit einem großen Glas Wasser einnehmen – dadurch verringert sich die Kontaktzeit mit der Ösophagus-Schleimhaut. Bei Arzneistoffen mit besonders hohem Risiko findet sich im Beipackzettel auch der Hinweis, dass die Patienten das Mittel nicht im Liegen einnehmen dürfen oder sich nach der Einnahme nicht mehr hinlegen sollen. Das ist etwa bei Bisphosphonaten der Fall.

Satz für die Beratung

„Nehmen Sie die Tabletten mit einem großen Glas Wasser ein und legen Sie sich danach nicht hin."

In einigen Fällen können Medikamente auch Bewegungsstörungen (Dyskinesien) auslösen, die sich in der Schluckmuskulatur äußern. So ist etwa für Neuroleptika wie Haloperidol oder Chlorpromazin bekannt, dass als Nebenwirkung eine veränderte Beweglichkeit der Zunge auftreten kann, was das Schlucken erschwert. Weil diese Probleme als erste Zeichen von Dyskinesien gelten, die sich auch am gesamten Körper manifestieren können, sollte der Patient bei solchen Symptomen umgehend mit seinem Arzt über einen möglichen Wechsel der Medikation beraten.

Das Wichtigste in Kürze

- Mundtrockenheit entsteht vor allem bei Arzneistoffen mit anticholinergen Eigenschaften.
- Die Anwendung inhalativer Glucocorticoide begünstigt einen Candida-Befall der Mundschleimhaut.
- Eine gute Mundhygiene ist besonders bei der Therapie mit Arzneistoffen wichtig, die Zahnschmelz oder Zahnfleisch verändern können.
- Geschmacksstörungen durch Arzneimittel können sich von selbst zurückbilden, aber auch während der gesamten Therapiezeit bestehen bleiben.
- Arzneistoffe mit ulzerogenen Arzneistoffen können die Schleimhaut des Ösophagus schädigen und so zu Schluckstörungen führen.

2.2 Probleme mit dem Magen

Medikamentenbedingte Probleme mit dem Magen machen sich auf verschiedene Arten bemerkbar, die teilweise auch im Zusammenhang stehen: So mündet Übelkeit manchmal, aber nicht in allen Fällen, in Erbrechen und führt nicht selten zu Appetitlosigkeit. Wenig Appetit kann auch durch medikamentös bedingte Veränderungen des Geschmacksempfindens resultieren. Und jedes dieser Symptome kann ebenso wie Oberbauchbeschwerden über unterschiedliche Mechanismen im Körper entstehen.

Da die Mechanismen so vielfältig sind, wundert es auch nicht, dass Probleme wie Übelkeit und Erbrechen auf so vielen Beipackzetteln als mögliche Nebenwirkung genannt werden (◘ Tab. 2.2). Allerdings leiden nicht alle Patienten, die das Mittel einnehmen, tatsächlich auch unter Beschwerden – vermutlich spielen auch die persönliche Konstitution und eventuelle Begleit- oder Vorerkrankungen eine Rolle.

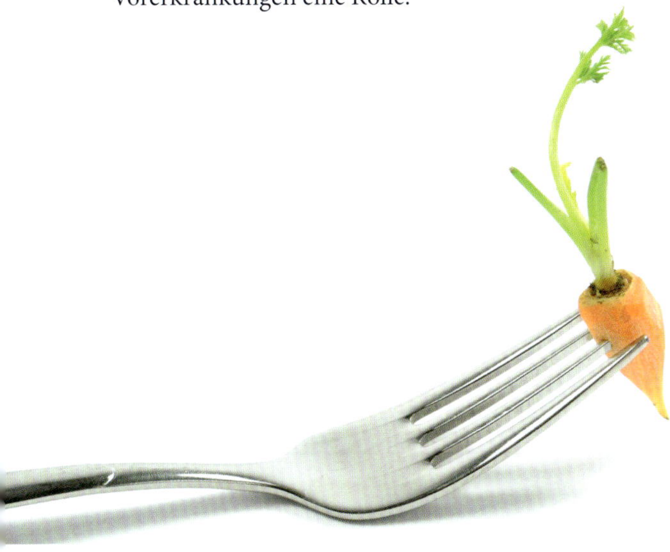

○ Abb. 2.2 Nicht selten verursachen Medikamente Appetitlosigkeit.

Tab. 2.2 Auswahl von Arzneistoffen als mögliche Auslöser von Magenproblemen (Häufigkeit „sehr häufig“ oder „häufig“ in den Fachinformationen)

Symptom	Mögliche Nebenwirkung von
Sodbrennen	Ibuprofen, Alendronat
Oberbauchschmerzen	Diclofenac, Liraglutid, Topiramat
Völlegefühl	Naproxen, Ketoprofen, Verapamil
Appetitlosigkeit (ausgelöst durch Übelkeit, Geschmacksveränderungen oder zentrale Wirkungen)	Atomoxetin, Methylphenidat, Levodopa, Metformin (besonders zu Therapiebeginn), Fluoxetin, Sertralin, Clozapin
Erbrechen (auch durch Übelkeit ausgelöst)	Amiodaron, Exenatid, Fentanyl, Rivastigmin, Ropinirol

2.2.1 Schäden an der Schleimhaut

Einige Arzneimittel greifen direkt die Schleimhaut des Magens an und wirken dort toxisch auf die Zellen. Ein klassisches Beispiel dafür sind die Eisensalze, die vielen Menschen Magen-Probleme bereiten, besonders weil wegen der verbesserten Resorption die Nüchterneinnahme empfohlen wird. Ein guter Tipp ist es, bei der Einnahme reichlich Wasser nachzutrinken, um die Konzentration im Magen zu verringern. Allerdings hilft das nicht in allen Fällen. Magenfreundlicher ist die Einnahme zu einer Mahlzeit – allerdings um den Preis einer verringerten Bioverfügbarkeit.

Direkte Effekte auf die Magenschleimhaut sind auch für nichtsteroidale Antiphlogistika (NSAR) wie Acetylsalicylsäure bekannt. Wesentlich wichtiger sind jedoch die systemischen Wirkungen: NSAR hemmen die Bildung von Prostaglandinen, die den Magen durch eine gesteigerte Schleimbildung und die Verringerung der Magensäuresekretion schützen. Werden weniger Prostaglandine gebildet, steigt das Risiko für Läsionen der Magenschleimhaut bis hin zu Blutungen. Um diese Nebenwirkung zu vermeiden, gilt grundsätzlich die Regel: NSAR nur so kurz wie möglich, in möglichst niedriger Dosierung und bevorzugt nicht bei Risikopatienten wie älteren Menschen. Ist die Behandlung jedoch unumgänglich, erhalten Risikopatienten in der Regel als Magenschutz zusätzlich einen Protonenpumpenhemmer, der die Säurebildung im Magen reduziert.

Satz für die Beratung

„Weil Sie früher schon einmal Magenprobleme hatten, hat Ihnen der Arzt zusätzlich ein Mittel zum Magenschutz verordnet.“

Der Patient selbst kann das Risiko verringern, indem er auf Alkohol und Nikotin weitestgehend verzichtet – diese Substanzen können nämlich den Magen ebenfalls angreifen. Außerdem sollte er auf mögliche Warnsymptome von Schleimhautschäden und -blutungen achten. Dazu gehören kneifende Schmerzen im Oberbauch, Übelkeit, Völlegefühl, schwarz gefärbter Stuhl („Teerstuhl"), im Extremfall auch das Erbrechen von Blut (Erbrochenes ist kaffeesatzartig gefärbt).

Satz für die Beratung

„Sie können das Risiko für Magenprobleme senken, indem Sie auf Alkohol und Zigaretten möglichst verzichten."

Einen wichtigen Beitrag zur Vermeidung von Magenproblemen durch NSAR können Sie als PTA auch durch einen sorgfältigen Interaktionscheck leisten. Denn das Risiko steigt, wenn andere Arzneimittel mit ähnlichem Schadenspotential hinzukommen. Dazu gehören Arzneimittel, die ebenfalls die Magenschleimhaut schädigen können (etwa Glucocorticoide), aber auch Medikamente, die die Blutgerinnung herabsetzen und im Fall von Schädigungen das Blutungsrisiko erhöhen (beispielsweise orale Antikoagulanzien wie Phenprocoumon oder Thrombozytenaggregationshemmer wie Clopidogrel). Genaue Hinweise, wie man bei bestimmten Konstellationen von Arzneimitteln am besten verfahren sollte, liefert das Interaktionsmodul der ABDA-Datenbank.

Das Antirheumatikum Methotrexat stört die Teilung besonders von schnellwachsenden Zellen, indem es die Umwandlung von Folsäure hemmt. Dadurch werden allerdings nicht nur wie gewünscht die Immunzellen beeinträchtigt, sondern auch Zellen in Schleimhäuten, etwa im Magen. In der Folge entwickeln sich bei vielen Patienten Magenbeschwerden. Die Deutsche Gesellschaft für Rheumatologie empfiehlt deshalb, am Tag nach der wöchentlichen Methotrexat-Gabe fünf Milligramm Folsäure einzunehmen, um die Nebenwirkungen zu verringern. Die Patienten sollten das aber unbedingt mit ihrem Arzt besprechen, da ein zu kurzer zeitlicher Abstand die Wirksamkeit des Arzneimittels beeinträchtigen kann.

Satz für die Beratung

„Hat der Arzt Ihnen gesagt, wann Sie die Folsäure-Tabletten einnehmen sollen?"

2.2.2 Verzögerte Magenentleerung

Andere Arzneimittel verzögern die Magenentleerung und können auf diesem Weg zu Übelkeit und Appetitlosigkeit führen. Relativ häufig ist dieses Problem etwa bei GLP-1-Agonisten wie Exenatide oder Liraglutide, die bei Typ-2-Diabetes eingesetzt werden. Die Beschwerden treten vor allem zu Beginn der Behandlung auf. Um die Probleme abzumildern, startet die Therapie in der Regel mit einer niedrigen Dosis, die nach einiger Zeit gesteigert wird. Diese Strategie wird bei vielen Arzneistoffen verwendet, die Übelkeit auslösen können.

Satz für die Beratung

„Damit das Mittel für den Magen besser verträglich ist, hat der Arzt zu Beginn eine niedrige Dosis verordnet."

2.2.3 Einfluss auf Neurotransmitter

Medikamente, die den Stoffwechsel von Nervenbotenstoffen beeinflussen, können ebenfalls zu Übelkeit und Erbrechen führen. Im Magen-Darm-Trakt finden sich zahlreiche Rezeptoren, etwa für Dopamin und Serotonin, über die sich unterschiedliche Wirkungen entfalten. Dopamin hemmt die Motilität – dadurch verzögern Parkinsonmittel wie L-Dopa oder Dopaminagonisten die Entleerung des Magens und führen zu Übelkeit und Erbrechen. Der Zusatz von Decarboxylasehemmern wie Benserazid oder Carbidopa reduziert die periphere Wirksamkeit von L-Dopa und damit auch einen großen Teil der unangenehmen Nebenwirkungen. Bei einigen Patienten hilft es, die Mittel zusammen mit einem proteinarmen Snack wie Zwieback einzunehmen. Wenn die Nebenwirkungen den Patienten stark belasten, kann der Arzt zusätzlich Domperidon verordnen.

Neurotransmitter können jedoch auch im Zentralnervensystem über den Angriff in der Chemorezeptor-Triggerzone das Brechzentrum aktivieren und so zentral die Nebenwirkungen auslösen. Beteiligt sind beispielsweise Rezeptoren für Dopamin, Serotonin, Histamin und Acetylcholin. Auf diesem Weg kommt vermutlich auch die Nebenwirkung Übelkeit zustande, die zu Beginn der Behandlung mit Opioiden auftreten kann. Bei starken Beschwerden setzt der Arzt Antiemetika ein, die die Rezeptoren für die Botenstoffe blockieren. Dazu gehört etwa Haloperidol, das an Dopamin-Rezeptoren angreift.

Zu den unangenehmen Nebenwirkungen von Zytostatika gehört häufig Erbrechen, das sofort nach der Applikation oder auch mit zeitlicher Verzögerung auftreten kann. Einer der wichtigsten Mechanismen, die zu der unerwünschten Wirkung führen, spielt sich auf zentraler Ebene unter Beteiligung des Botenstoffs Serotonin ab. Das erklärt auch, warum Antagonisten an Serotonin-Rezeptoren wie Ondansetron gegen zytostatikabedingtes Erbrechen eingesetzt werden können.

2.2.4 Zentrale Wirkung auf den Appetit

Durch Einfluss auf das Zentralnervensystem verursachen etwa Serotonin-Wiederaufnahmehemmer wie Fluoxetin oder Psychostimulanzien wie Methylphenidat Störungen des Appetits. Auf diesem Weg wirkt auch Sibutramin, das früher als Appetitzügler im Handel war. Damit Kinder mit ADHS, die mit Psychostimulanzien behandelt werden, trotzdem genügend essen, kann es unter Umständen helfen, wenn die Eltern das Mittel erst nach dem Frühstück geben.

2.2.5 Einfluss auf Schließmuskeln

Neben Übelkeit und Erbrechen ist Sodbrennen ein weiteres häufiges Problem in der Selbstmedikation. Neben Stress, Kaffee und fettigem Essen können auch Medikamente dazu beitragen, die den unteren Ringmuskel der Speiseröhre erschlaffen lassen. Dadurch kann saurer Magensaft in die Speiseröhre zurückfließen und Sodbrennen verursachen. Wirkstoffe mit solchen Nebenwirkungen sind etwa Nitrate oder Nikotin.

Das Wichtigste in Kürze

- Magenprobleme als Nebenwirkung entstehen über verschiedene Mechanismen, etwa direkte oder indirekte Schäden an der Schleimhaut, eine verzögerte Magenentleerung oder über zentrale Wirkungen.
- Mögliche Maßnahmen zur Verringerung von Nebenwirkungen sind kurze Behandlungszeiten mit niedrigen Dosierungen, langsame Dosissteigerung und zusätzliche Gabe von anderen Arzneimitteln.
- Magenprobleme können sich durch Wechselwirkungen verstärken, deshalb ist bei Problemarzneimitteln ein Interaktionscheck wichtig.
- Patienten, die mit NSAID über einen längeren Zeitraum oder in höherer Dosierung behandelt werden, sollten die Warnsymptome von Schädigungen der Magenschleimhaut kennen.

2.3 Nebenwirkungen am Darm

Im Bereich des Darms kommen Nebenwirkungen vor allem in Form von Durchfall, Verstopfung und Blähungen vor. In einigen Fällen lassen sich diese Beschwerden vorbeugen, in anderen dagegen ist der Einsatz weiterer Arzneimittel notwendig.

2.3.1 Durchfall

Eine Reihe von Mechanismen kann dafür sorgen, dass Arzneimittel Durchfall auslösen. So beschleunigen einige Arzneistoffe die Darmpassage und können so die Häufigkeit der Stuhlausscheidung erhöhen. Dazu gehören etwa L-Thyroxin oder Acetylcholinesterasehemmer (z. B. Rivastigmin). Andere Substanzen dagegen schädigen die Darmschleimhaut, sodass Nahrungsbestandteile und Flüssigkeit nicht mehr so gut resorbiert und vermehrt ausgeschieden werden. Solche Nebenwirkungen können etwa durch nichtsteroidale Antiphlogistika oder verschiedene Zytostatika entstehen.

Satz für die Beratung

„Vielleicht ist die Dosierung der Schilddrüsentabletten für Sie etwas zu hoch, wenn Sie davon Durchfall bekommen. Sprechen Sie am besten mit dem Arzt darüber."

Einige Arzneistoffe sorgen dafür, dass Elektrolyte weniger aus dem Darm resorbiert werden oder vermehrt in das Darmlumen ausgeschieden. Dadurch wird auch mehr Wasser im Darm gehalten, sodass der Stuhl deutlich dünnflüssiger wird. Solche sekretorischen Effekte sind etwa für Digitoxin bekannt. Andere Wirkstoffe dagegen können direkt Wasser im Darm zurückhalten (osmotische Wirkung). Dazu zählen etwa Magnesiumsalze, aber auch Lactulose.

Naturgemäß können auch Abführmittel Durchfall auslösen, wenn sie überdosiert werden. Das kann besonders bei Darreichungsformen eine Rolle spielen, die eine Standarddosis enthalten und nicht individuell dosiert werden. Deshalb sollte bei der Abgabe von Laxanzien auch der Hinweis nicht fehlen, dass die Dosierung nur so hoch gewählt werden sollte, dass der Stuhl nicht dünnflüssig wird. Besonders bei sehr niedrigem Körpergewicht, etwa bei gebrechlichen älteren Damen, können Abführmittel in Tropfenform deshalb sinnvoll sein.

Eine wichtige Ursache für arzneimittelbedingte Durchfälle ist die Einnahme von Antibiotika. Die Arzneistoffe können nicht nur pathogene Bakterien schädigen, sondern auch die körpereigene Darmflora. Dadurch werden Verdauungsprozesse im Dickdarm beeinträchtigt, sodass unverdaute Nahrungsbestandteile zum vermehrten Einstrom von Wasser führen und so Durchfälle auftreten. In den meisten Fällen führt diese Art von Diarrhoe nur zu leichten Beschwerden und klingt schnell wieder ab. Hellhörig sollten Sie jedoch werden, wenn Patienten mit Antibiotika-Therapie über Fieber, Bauchkrämpfe und anhaltende wässrige, eventuell sogar blutige Stühle berichten. Dann könnte eine schwerwiegende Ursache dahinterstecken: eine Darminfektion mit Clostridium difficile, die sich bis hin zu einer pseudomembranösen Kolitis entwickeln kann.

Der Keim Clostridium difficile kommt natürlicherweise in der Umgebung vor, bei manchen Menschen sogar im Darm. Er löst aber bei guter Immunabwehr keine Beschwerden aus, weil die Bakterien der Darmflora Clostridium difficile in Schach halten. Wird die Darmflora aber durch Antibiotika geschädigt, kann das Bakterium die Überhand gewinnen. Besonders gefährdet sind Menschen mit beeinträchtigter Immunfunktion, im höheren Alter, bei einem Krankenhausaufenthalt oder bei bestehenden Grunderkrankungen. Möglicherweise kann auch eine Langzeittherapie mit Protonenpumpenhemmern das Risiko für eine Clostridium-difficile-Infektion erhöhen. Wichtig zu wissen: Am häufigsten tritt die Infektion nach einer Antibiotika-Therapie mit Clindamycin, Gyrasehemmern, Cephalosporinen und Penicillinen auf, auch noch einige Zeit nach dem Ende der Behandlung. Komplizierte Verläufe sind nicht selten und können in Einzelfällen sogar tödlich enden. Deshalb sollten Patienten mit verdächtigen Symptomen zeitnah den Arzt aufsuchen. Behandelt wird eine Clostridium-difficile-Infektion in der Regel mit Metronidazol oder Vancomycin.

In vielen Fällen lässt sich eine normale Diarrhoe durch eine Anpassung der Dosis beheben oder wenn möglich durch Absetzen des Arzneimittels. Dazu sollten die Patienten mit dem Arzt sprechen. Wenn das nicht hilft oder ein Verzicht auf das Medikament nicht möglich ist, wird der Arzt unter Umständen ein Antidiarrhoikum verordnen (etwa Loperamid).

In mehreren Metaanalysen gab es Hinweise darauf, dass die Gabe von Probiotika das Risiko für antibiotika-assoziierte Durchfälle verringern kann. Eine neuere große randomisierte kontrollierte Studie fand jedoch keinen Effekt bei älteren Krankenhauspatienten. Kritiker geben zu bedenken, dass in vielen der in die Metaanalysen eingeschlossenen Studien systematische Verzerrungen möglicherweise zu einer Überschätzung der Effekte geführt haben könnten. Auch gebe es Hinweise darauf, dass Studien mit negativen Resultaten möglicherweise nicht veröffentlicht worden sind. Aus diesem Grund sind sich die Experten über den präventiven Nutzen von Probiotika bei antibiotika-induzierten Durchfällen nicht einig. Unklar ist bisher auch, ob und in welchem Ausmaß sich die einzelnen eingesetzten Stämme in ihrer Wirksamkeit unterscheiden und ob es einzelne Patientengruppen gibt, die von der Einnahme profitieren könnten.

2.3.2 Blähungen

Nimmt der Patient Arzneistoffe ein, die den Abbau von Nährstoffen verhindern oder verzögern, entstehen nicht selten Blähungen als Nebenwirkung. Denn die Dickdarmbakterien fermentieren die Nahrungsbestandteile, die im Dünndarm nicht aufgespalten wurden, und erzeugen dabei Gase. So verwundert es nicht, dass das Antidiabetikum Acarbose bei sehr vielen Patienten zu Blähungen führt, denn Acarbose verzögert den Abbau von Kohlenhydraten.

Auch Lactulose wird im Darm nicht aufgespalten und führt häufig zu Blähungen. Ein ähnliches Phänomen findet sich ebenfalls bei Orlistat, das den Abbau von Fetten verhindert. Neben Blähungen tritt bei diesen Arzneistoffen durch die Abbauhemmung auch häufig Durchfall als Nebenwirkung auf, besonders zu Beginn der Therapie und bei höheren Dosierungen. Eine einschleichende Dosierung oder eine Dosisreduktion kann deshalb hilfreich sein, um die unerwünschte Wirkung zu reduzieren. Bei der Einnahme von Orlistat sollten die Patienten auch deutlich weniger Fett zu sich nehmen als sonst, um das Risiko für diese Nebenwirkungen zu verringern.

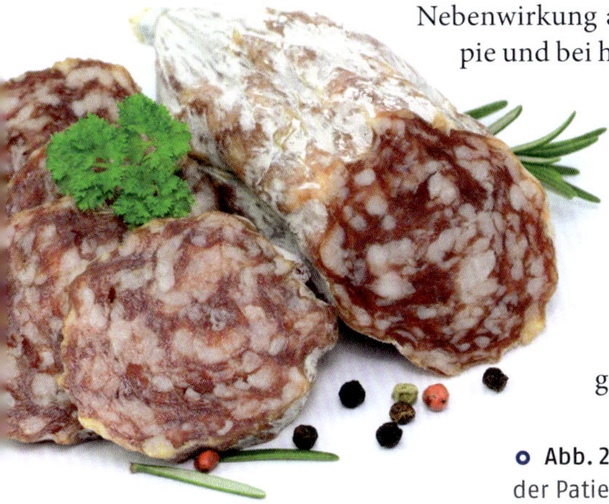

Abb. 2.3 Bei der Einnahme von Orlistat sollte der Patient die Fettzufuhr reduzieren.

Satz für die Beratung

„Die Tabletten zum Abnehmen senken die Fettaufnahme. Dadurch kann es aber zu Durchfall kommen."

Tab. 2.3 Mögliche Mechanismen von obstipationsfördernden Arzneimitteln (Auswahl)

Arzneistoff(gruppe)	Möglicher Mechanismus
Opioide	Verringerung der peristaltischen Bewegungen
Anticholinergika	Verringerte cholinerge Stimulation der glatten Muskelzellen im Darm
Psychopharmaka	Zentrale Dämpfung von vegetativen Funktionen
Calciumantagonisten (v. a. Verapamil, Diltiazem)	Erschlaffen der glatten Muskulatur im Darm

2.3.3 Verstopfung

Auch für die unerwünschten Wirkung Obstipation gibt es eine Reihe von Mechanismen (Tab. 2.3). Die Nebenwirkung ist allerdings nicht nur auf rezeptpflichtige Substanzen beschränkt, sondern kann auch durch OTC-Mittel hervorgerufen werden. Dazu gehören etwa aluminiumhaltige Antazida, Calcium- und Eisensalze sowie ältere Antihistaminika wie Doxylamin, die durch ihre anticholinergen Nebenwirkungen zu Verstopfung führen können.

Bei obstipierenden Arzneistoffen sollte der Patient darauf achten, dass er mit einer ausreichenden Zufuhr von Flüssigkeit und Ballaststoffen sowie genug Bewegung für eine gute Verdauung sorgt. Allerdings wird das in einigen Fällen nicht ausreichen. Besonders wenn die Verstopfung durch Dosisveränderungen nicht behebbar ist oder die Therapie keine Reduktion der Dosierung zulässt, sollte der Arzt zusätzlich Laxanzien verordnen. Das gehört beispielsweise bei einer längerfristigen Opioid-Therapie inzwischen zum Standard und wird auch von den gesetzlichen Krankenkassen übernommen. Bei Ihren Schmerzpatienten sollten Sie deshalb auch gezielt nachfragen, ob der Arzt mit ihnen über die wahrscheinliche Nebenwirkung Verstopfung gesprochen hat.

Satz für die Beratung

„Hat der Arzt mit Ihnen darüber gesprochen, dass die Schmerztabletten bei vielen Patienten zu Verstopfung führen?"

Das Wichtigste in Kürze

- Durchfall und Verstopfung als Nebenwirkung können durch eine Reihe von Mechanismen entstehen.
- Bei zu hoher Dosierung können Laxanzien zu Durchfall führen.
- Wässrige Durchfälle, eventuell auch mit Bauchkrämpfen, Fieber oder Blutbeimengungen während oder nach einer Antibiotika-Therapie können auf eine Infektion mit Clostridium difficile hindeuten, die umgehend ärztlich behandelt werden muss.
- Blähungen entstehen häufig bei Arzneistoffen, die den Abbau von Nahrungsbestandteilen hemmen.
- Bei der längerfristigen Therapie mit Opioiden sollte der Arzt zur Behandlung der häufig auftretenden Obstipation gleichzeitig ein Laxans verordnen.

2.4 Nebenwirkungen an der Leber

Die meisten Arzneistoffe werden in der Leber metabolisiert, um sie für die Ausscheidung vorzubereiten. Dadurch kommt die Leber also mit vielen Fremdsubstanzen in Kontakt – und entsprechend können viele Arzneistoffe auch hepatotoxisch wirken. Experten schätzen, dass bei etwa 10 Prozent aller unerwünschten Arzneimittelwirkungen die Leber involviert ist. Umgekehrt werden rund die Hälfte aller Fälle von akutem Leberversagen auf Arzneimittel zurückgeführt. Eine Hepatotoxizität, die sich erst bei breiter Anwendung nach der Zulassung zeigt, gehört zu den häufigsten Gründen für eine Marktrücknahme von Arzneimitteln. Allerdings ist die Wahrscheinlichkeit für eine hepatotoxische Nebenwirkung von Arzneimittel zu Arzneimittel sehr unterschiedlich.

2.4.1 Formen der Leberschädigung

Wie stark die Nebenwirkungen an der Leber den Patienten beeinträchtigen, kann ebenfalls variieren: Leichte Formen machen sich nur in Veränderungen der Leberwerte bemerkbar und sind nach Absetzen des Medikaments häufig reversibel. In schweren Fällen kann sich akutes Leberversagen mit tödlichem Ausgang entwickeln. Je nach Mechanismus kann die Nebenwirkung entweder sehr schnell, innerhalb von Stunden oder Tagen, aber auch nach einigen Wochen oder sogar Monaten auftreten. Das erschwert es erheblich, den Zusammenhang zwischen der Einnahme des Medikaments und der entstandenen Leberschädigung zu erkennen.

Auch bei den unerwünschten Wirkungen an der Leber werden vorhersagbare und nicht-vorhersagbare (idiosynkratische) Formen unterschieden: Vorhersagbare Nebenwirkungen an der Leber entwickeln sich typischerweise dosisabhängig und betreffen dann im Wesentlichen jeden Patienten, der eine ausreichende Menge des Arzneistoffs zu sich nimmt. Ein typisches Beispiel ist Paracetamol: Bei der Metabolisierung entstehen hepatotoxische Abbauprodukte, die die Leber in einem gewissen Umfang selbst entgiften kann. Bei zu hohen Dosierungen reicht die Kapazität jedoch nicht aus. Bei anderen Arzneistoffen spielen dagegen hauptsächlich immunvermittelte Prozesse eine Rolle, die nur bei wenigen Patienten auftreten – allerdings lässt sich auch nicht vorhersagen, bei wem es der Fall sein wird. Solche Reaktionen sind etwa für Isoniazid bekannt.

Je nach Arzneistoff kann die Leber auf verschiedene Weise durch Arzneistoffe angegriffen werden. So können die Leberzellen selbst in unterschiedlichem Ausmaß geschädigt werden, etwa in Form einer Hepatitis oder sogar einem Untergang der Hepatozyten. Daneben können Medikamente jedoch auch Strukturen beeinträchtigen, die für den Gallentransport zuständig sind. Außerdem gibt es aber auch gemischte Formen, bei denen beide Mechanismen eine Rolle spielen.

2.4.2 Symptome und Kontrolluntersuchungen

Wenn Medikamente die Leber schädigen, ist das äußerlich nicht immer einfach zu erkennen: Lebererkrankungen beginnen häufig mit unspezifischen Zeichen wie Müdigkeit, Appetitlosigkeit, Übelkeit und Erbrechen. Oft klagen die Patienten auch über Bauchschmerzen, besonders im rechten oberen Quadranten. Ernsthafte Warnzeichen sind dunkler Urin, heller Stuhl und eine Gelbfärbung der Haut, besonders auch der Lederhaut im Auge („Gelbsucht“, Ikterus) – dann sollten Sie die Patienten umgehend zum Arzt schicken. Ist der Gallenabfluss behindert (Cholestase), kann sich auch Juckreiz in verschiedenen Schweregraden entwickeln.

Satz für die Beratung

„Bitte gehen Sie gleich zum Arzt, wenn Sie unter Bauchschmerzen im rechten Oberbauch leiden und Ihnen dunkler Urin auffällt.“

Tab. 2.4 Beispiele für Veränderungen der Leberwerte bei Schädigungen der Leber

Vorherrschende Art der Schädigung	Typische Veränderung der Leberwerte (Auswahl)
Schädigung der Leberzellen	Erhöhte Werte von Aspartataminotransferase (abgekürzt AST, ASAT oder GOT), Alaninaminotransferase (abgekürzt ALT, ALAT oder GPT), Gammaglutamyltransferase (GGT)
Störung der Gallenausscheidung	Erhöhte Werte von Bilirubin in Blut oder Urin, Gammaglutamyltransferase (GGT), alkalischer Phosphatase (AP)

Achtung: Leberwerte können in der Regel nur bei gemeinsamer Betrachtung aller Werte und ggf. der klinischen Symptome sinnvoll interpretiert werden.

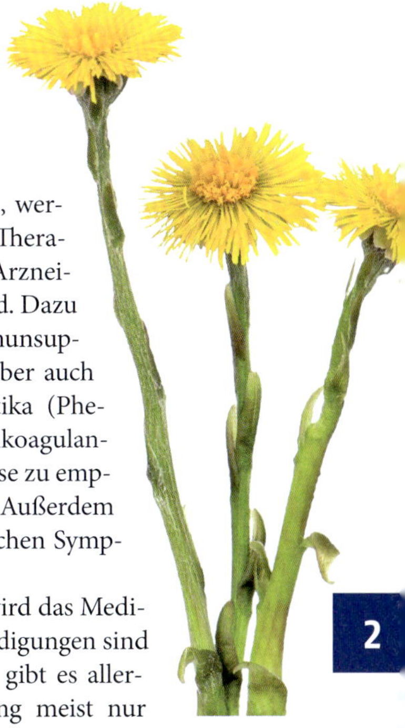

Abb. 2.4 Die im Huflattich enthaltenen Pyrrolizidinalkaloide können bei systemischer Anwendung die Leber zu schädigen.

Um mögliche Leberschädigungen rechtzeitig zu erkennen, werden Kontrollen der Leberwerte (Tab. 2.4) zu Beginn der Therapie, teilweise auch im weiteren Verlauf bei einer Reihe von Arzneimitteln empfohlen, bei denen solche Probleme bekannt sind. Dazu gehören beispielsweise Mesalazin und Sulfasalazin, Immunsuppressiva wie Methotrexat, Azathioprin und Leflunomid, aber auch Antiarrhythmika (Amiodaron, Dronedaron), Antiepileptika (Phenytoin, Valproat, Carbamazepin), Statine sowie einige Antikoagulanzien (z. B. Dabigatran, Phenprocoumon). Genauere Hinweise zu empfohlenen Intervallen finden sich in den Fachinformationen. Außerdem wird der Arzt die Leberwerte bestimmen, wenn die klinischen Symptome auf eine Lebererkrankung hindeuten.

Liegen die Leberwerte oberhalb bestimmter Grenzen, wird das Medikament in der Regel abgesetzt. Leichte Fälle von Leberschädigungen sind dann häufig reversibel. Bei schweren Leberschädigungen gibt es allerdings abgesehen von einer symptomatischen Behandlung meist nur wenige Therapieoptionen: Bei einer Intoxikation mit Paracetamol hilft die parenterale Behandlung mit N-Acetylcystein, die antioxidative Kapazität der Leber wieder herzustellen. Liegt eine immunologische Reaktion zugrunde, kommen häufig Glucocorticoide zum Einsatz. Ist die Leber sehr stark und irreversibel geschädigt, bleibt als letzte Option nur eine Lebertransplantation.

2.4.3 Besondere Risikofaktoren

Aus diesem Grund ist es wichtig, Leberschäden durch Medikamente so weit wie möglich zu vermeiden. Spezielle Aufmerksamkeit sollte Patienten mit besonderen Risikofaktoren gelten. Dazu gehören etwa Patienten im fortgeschrittenen Alter, mehreren chronischen Erkrankungen und/oder einer Vielzahl an Medikamenten. Bei manchen, aber nicht allen hepatischen Nebenwirkungen stellen auch vorbestehende Lebererkrankungen einen Risikofaktor dar. Besonders bei den nicht-vorhersehbaren Reaktionen ist eine individuelle Risikoabschätzung jedoch häufig schwierig.

Das Risiko für eine Leberschädigung durch Medikamente kann auch durch Wechselwirkungen steigen, etwa wenn gleichzeitig mehrere hepatotoxische Arzneistoffe eingenommen werden. Deshalb ist ein Interaktionscheck sinnvoll. Das Risiko für hepatotoxische Nebenwirkungen steigt auch durch den regelmäßigen Genuss von Alkohol – wenn möglich, sollten die Patienten möglichst ganz auf Alkohol verzichten.

Satz für die Beratung

„Bei diesem Arzneimittel sollten Sie auf Alkohol verzichten, weil sonst das Risiko für Leberschäden steigt."

2.4.4 Leberschäden durch OTC-Mittel

Schäden an der Leber sind nicht nur bei rezeptpflichtigen Arzneimitteln ein Problem. Auch bei Mitteln der Selbstmedikation sollten Sie mögliche Leberschäden im Blick behalten. Das prominenteste Beispiel dafür ist Paracetamol: Bei einer Monotherapie etwa bei Kopfschmerzen ist es nicht schwer, die tägliche Höchstdosis einzuhalten. Allerdings ist das Analgetikum auch häufig in Kombinationsgrippemitteln enthalten. Wenn Kunden das nicht wissen und eventuell zusätzlich noch Paracetamol-Tabletten einnehmen, kann es leicht zu einer Überdosierung kommen.

Satz für die Beratung

„Bitte nehmen Sie zusätzlich zu diesem Grippemittel keine weiteren Arzneimittel mit Paracetamol, wie etwa Kopfschmerztabletten, ein."

Auch ein anderes gängiges OTC-Analgetikum kann sich negativ auf die Leber auswirken: Acetylsalicylsäure. Bei Kindern mit viralen Infekten kann der Arzneistoff das gefährliche Reye-Syndrom auslösen, bei dem Leber und Gehirn geschädigt werden können. Allerdings sind vermutlich noch weitere Faktoren für diese Nebenwirkung notwendig, etwa eine bestimmte genetische Disposition. Aus Sicherheitsgründen darf Acetylsalicylsäure bei Kindern unter 12 Jahren nicht in der Selbstmedikation angewendet werden.

Satz für die Beratung

„Bitte geben Sie Ihrer kleinen Tochter kein Aspirin."

Viele Kunden unterschätzen, dass auch vermeintlich „harmlose" pflanzliche Mittel Auswirkungen auf die Leber haben können. So sind entsprechende Nebenwirkungen etwa für Pyrrolizidinalkaloide in Huflattich und Beinwell bekannt (bei systemischer Anwendung). Aus diesem Grund wurden für Arzneitees inzwischen Huflattich-Sorten gezüchtet, die keine oder nur geringe Mengen an Pyrrolizidinalkaloiden enthalten. Produkte mit Kava-Kava wurden wegen Verdacht auf Hepatotoxizität vom Markt genommen und dürfen inzwischen nur unter strengen Sicherheitsauflagen vertrieben werden, die zulässige Menge an Schöllkraut-Alkaloiden in Mitteln zur innerlichen Anwendung wurde begrenzt und die Fach- und Gebrauchsinformationen zu Präparaten mit Pelargonium und Cimicifuga mit Hinweisen auf mögliche hepatotoxische Nebenwirkungen ergänzt. Als bedenklich im Hinblick auf die Hepatotoxizität stufen Experten einige Teedrogen ein, die im Rahmen der traditionellen chinesischen Medizin eingesetzt werden und warnen besonders vor einem Bezug aus nicht geprüften Quellen.

Das Wichtigste in Kürze

- Viele Arzneistoffe können die Leber schädigen – das Risiko ist allerdings sehr unterschiedlich.
- Von der Schädigung können die Leberzellen, Strukturen für den Gallenabfluss oder beides betroffen sein.
- Warnzeichen für eine mögliche Leberschädigung sind Bauchschmerzen im rechten oberen Quadranten, Übelkeit und Erbrechen, Gelbfärbung der Haut, dunkler Urin und heller Stuhl.
- Bei potentiell hepatotoxischen Arzneistoffen wird der Arzt die Leberwerte überwachen.
- Alkohol kann das Risiko für Leberschäden verstärken.

2.5 Nebenwirkungen an der Bauchspeicheldrüse

Arzneistoffe können auch eine akute Pankreatitis (Entzündung der Bauchspeicheldrüse) verursachen. Allerdings sind sie nur eine relativ seltene Ursache für eine Pankreatitis, deutlich häufiger sind Gallensteine und Alkoholmissbrauch die Auslöser.

Bei einer akuten Pankreatitis setzen die Symptome üblicherweise sehr plötzlich ein. Dazu gehören vor allem Oberbauchschmerzen und Erbrechen, aber auch schneller Herzschlag (Tachykardie), Fieber, eine Gelbfärbung von Haut und Schleimhäuten („Gelbsucht“) und ein gespannter und druckempfindlicher Unterbauch. Bei den Blutwerten fallen stark erhöhte Amylase-Spiegel auf. In vielen Fällen verläuft eine medikamentös bedingte Pankreatitis eher mild, es kann aber auch schwere Fälle geben.

Über welche Mechanismen Arzneistoffe eine akute Pankreatitis auslösen, ist bisher nicht vollständig geklärt (◘ Tab. 2.5). Vermutet wird, dass in einigen Fällen direkte toxische Effekt auf die Pankreaszellen eine Rolle spielen, in anderen Fällen sich jedoch toxische Metabolite in der Bauchspeicheldrüse ansammeln oder der Arzneistoff zu einer Verengung der Pankreasgänge führt. Auch immunologische Prozesse könnten eine Rolle spielen.

Im Einzelfall ist es häufig schwierig, ein Arzneimittel als Ursache der akuten Pankreatitis zu identifizieren. Eine entsprechende Verdachtsdiagnose wird gestellt, wenn die Entzündung im zeitlichen Zusammenhang mit der Arzneimitteleinnahme auftritt, andere Ursachen ausgeschlossen werden können und beim Absetzen des Arzneimittels die Symptome zurückgehen. Eine klare Abgrenzung ist besonders schwierig, wenn der Patient auch unter Erkrankungen leidet, die das Risiko für eine Pankreatitis erhöhen. Das ist etwa bei Diabetes mellitus, Hypertriglyceridämie, einer fortgeschrittenen HIV-Infektion oder chronisch-entzündlichen Darmerkrankungen der Fall. Auch fortgeschrittenes Lebensalter gilt als Risikofaktor für eine akute Pankreatitis. Bei solchen Patienten sollte also geprüft werden, ob ein Arzneimittel, das eventuell eine Entzündung der Bauchspeicheldrüse hervorruft, überhaupt eingesetzt werden sollte.

Tab. 2.5 Beispiele für Arzneistoffe mit Nebenwirkung Pankreatitis

Wirkstoff	Häufigkeit laut Fachinformation
Azathioprin	Gelegentlich
Exenatid	Selten
Albiglutid	Gelegentlich
Sulfasalazin	Selten
Valproat	Gelegentlich
Mercaptopurin	Selten (häufig bei Patienten mit chronisch-entzündlichen Darmerkrankungen im off-label-use)
Enalapril	Gelegentlich
Raltegravir	Gelegentlich

Nehmen Patienten ein Arzneimittel ein, das mit der Entwicklung einer Pankreatitis in Zusammenhang gebracht wird (beispielsweise GLP-1-Agonisten wie Exenatid oder DPP-4-Hemmer wie Sitagliptin), müssen sie die Symptome einer akuten Pankreatitis kennen und bei Verdacht gleich zum Arzt gehen.

3 Nebenwirkungen an den Atemwegen

Bei Husten, Heiserkeit und Atembeschwerden denken viele Patienten vor allem im Herbst und Winter zuerst einmal zu Recht an eine Erkältungskrankheit. Wenn der Patient dauerhaft Medikamente einnimmt, sollten Sie als Fachfrau und Fachmann aber auch prüfen, ob möglicherweise ein Arzneimittel die Beschwerden verursacht.

Zur Abgrenzung einer Erkältung von medikamentös bedingten Problemen an den Atemwegen sollten Sie in der Beratung nach anderen Erkältungssymptomen fragen und danach, ob der Patient andere Arzneimittel einnimmt. Verdächtig ist es immer, wenn typische Erkältungssymptome wie ein Schnupfen fehlen oder ein (Reiz-)Husten über einen längeren Zeitraum anhält. Nimmt der Patient dann einen Arzneistoff ein, der bekanntermaßen zu Nebenwirkungen an den Atemwegen führen kann (▫ Tab. 3.1), ist es häufig sinnvoll, dass der Patient die Symptome beim Arzt abklären lässt. Nebenwirkungen an den Atemwegen können entweder über lokale oder systemische Mechanismen entstehen.

▫ **Tab. 3.1** Auswahl von Arzneistoffen mit Nebenwirkungen auf die Atemwege oder Atmung

Wirkstoff(gruppe)	Nebenwirkung
ACE-Hemmer	Reizhusten
Inhalativa	Unspezifische Reizung der Atemwege
Inhalative Glucocorticoide	Heiserkeit
Opioide	Dämpfung des Atemzentrums
Betablocker, NSAR	Bronchospasmus (besonders bei vorbelasteten Patienten)
Amiodaron, Methotrexat, mTOR-Inhibitoren wie Sirolimus	Toxische Schädigung des Lungengewebes

3.1 Lokale Mechanismen

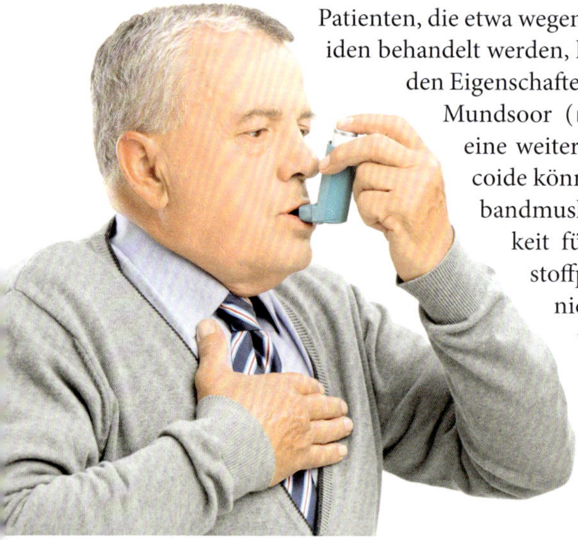

Patienten, die etwa wegen Asthma mit inhalativen Glucocorticoiden behandelt werden, haben wegen der immunsupprimierenden Eigenschaften des Wirkstoffs ein erhöhtes Risiko für Mundsoor (▸Kap. 2.1.2). Zusätzlich ist aber noch eine weitere Nebenwirkung möglich: Glucocorticoide können auch die Funktionalität der Stimmbandmuskulatur beeinträchtigen und zu Heiserkeit führen. Um die Kontaktzeit der Wirkstoffpartikel bei der Inhalation möglichst niedrig zu halten, sollten die Patienten vor einer Mahlzeit inhalieren, zumindest aber nach der Inhalation den Mund gründlich ausspülen oder Zähne putzen. Eventuell kann es auch hilfreich sein, einen Spacer zu benutzen.

Abb. 3.1 Die richtige Inhalationstechnik hilft, lokale Nebenwirkungen von Glucocorticoiden zu reduzieren.

Satz für die Beratung

„Denken Sie daran, immer vor dem Essen zu inhalieren."

Grundsätzlich kann bei fast allen inhalativen Arzneimitteln direkt nach der Anwendung ein Reizhusten auftreten, wenn die Atemwege gereizt werden. Hier sollten Sie mit dem Patienten unbedingt über die richtige Inhalationstechnik sprechen und bei Bedarf gemeinsam üben (etwa mit Placebo-Geräten). Für die Schulung bietet die ABDA eine entsprechende Arbeitshilfe an (▸Literatur). Wenn der Patient mit der Handhabung seines Inhalationssystems überfordert ist, sollte er mit dem behandelnden Arzt besprechen, ob ein Alternativpräparat in Frage kommt.

Satz für die Beratung

„Können Sie mir einmal zeigen, wie Sie Ihr Asthmaspray benutzen?"

3.2 Systemische Mechanismen

Reizhusten können Medikamente aber auch durch eine systemische Wirkung hervorrufen. Der wohl bekannteste Fall sind die ACE-Hemmer: Die Wirkstoffe hemmen nicht nur die Umwandlung von Angiotensin I, sondern auch den Abbau von Bradykinin. Dieses Gewebshormon kann Reizhusten auslösen. Die Nebenwirkung ist zwar häufig, tritt aber nicht zwangsläufig bei allen Patienten auf. Eine mögliche Behandlungsalternative sind in solchen Fällen AT_1-Antagonisten, bei denen Reizhusten deutlich seltener auftritt. Darüber sollte der Patient dann mit seinem Arzt beraten.

Satz für die Beratung

„Es kann gut sein, dass der Husten durch das Blutdruckmedikament verursacht wird. Sprechen Sie bitte mit Ihrem Arzt darüber, ob es für Sie vielleicht ein alternatives Arzneimittel gibt."

Eine Reihe von Arzneistoffen (etwa Betablocker und nichtsteroidale Antiphlogistika) können die Atemwege verengen und einen Bronchospasmus auslösen, der sich bei den Patienten mit Husten, gegebenenfalls auch Atembeschwerden äußert. Von solchen Nebenwirkungen sind vor allem Patienten mit entsprechender Vorbelastung betroffen. Aus diesem Grund sollten Betablocker, vor allem in höheren Dosierungen, möglichst nicht bei Patienten mit Asthma oder schwerer COPD eingesetzt werden. Solche Patienten können auch besonders empfindlich auf nichtsteroidale Antiphlogistika reagieren („Analgetika-Asthma"). Fragen Sie deshalb bei der Abgabe immer danach, ob der Patient das Mittel zuvor gut vertragen hat. Wenn Patienten allergisch auf einen Arzneistoff reagieren, können sich im Rahmen der allergischen Reaktion ebenfalls die Bronchien verengen.

Satz für die Beratung

„Haben Sie die Schmerztabletten bisher gut vertragen?"

Andere Arzneistoffe dagegen können direkt das Lungengewebe schädigen. Das kann sowohl die Alveolen (Lungenbläschen) selbst als auch das Gewebe zwischen den Lungenbläschen (Interstitium) und andere Strukturen der Lunge betreffen. Solche Nebenwirkungen treten etwa häufig bei einer Behandlung mit Amiodaron, Methotrexat oder TNF-α-Inhibitoren auf. In diesen Fällen sind vermutlich freie Radikale und Zytokine an der Krankheitsentstehung beteiligt, durch die Entzündungsprozesse und Zellschäden entstehen.

Daneben können sich aber auch noch eine ganze Reihe anderer Nebenwirkungen auf die Atemwege und die Atmung auswirken. Zentral über eine Dämpfung des Atemzentrums wirken etwa Opiode, während Neuroleptika, etwa Risperidon, über motorische Störungen auch die an der Atmung beteiligte Muskulatur beeinträchtigen können. Daneben können Arzneistoffe auch über immunologische Mechanismen die Atemwege schädigen.

Werden Patienten mit solchen Arzneistoffen behandelt, sollten sie die entsprechenden Warnsymptome für Lungenschäden kennen: Dazu gehört etwa chronischer Husten und Atemnot, aber auch Fieber und Schmerzen in der Brust. In solchen Fällen sollten die Patienten zeitnah ihren Arzt aufsuchen. In vielen Fällen sind die Schäden reversibel, wenn die Medikamente frühzeitig abgesetzt werden.

Satz für die Beratung

„Wenn Sie Husten oder Atemnot bei Belastung verspüren, gehen Sie bitte zeitnah zum Arzt."

3.2.1 Weiterführende Informationen

Französische Pulmologen haben in der Internet-Datenbank Pneumotox ausführliche Informationen zu Arzneimitteln zusammengestellt, die Atemwegsprobleme hervorrufen können. Durchsuchbar ist die englischsprachige Datenbank sowohl nach Arzneistoffnamen als auch nach der Klassifikation der Beschwerden. Die Informationen sind frei zugänglich und auch in Form einer App (für iOS) verfügbar (▸ Literatur).

Das Wichtigste in Kürze

- Glucocorticoide können zu Heiserkeit führen.
- Eine häufige Nebenwirkung von ACE-Hemmern ist Reizhusten.
- Bei potentiell lungentoxischen Arzneistoffen wie Methotrexat oder Amiodaron sollten Patienten bei Atemwegsbeschwerden zeitnah mit dem Arzt sprechen.
- Warnsymptome sind chronischer Husten, Atemnot, Fieber und Schmerzen in der Brust.
- Betablocker und nichtsteroidale Antirheumatika können bei Patienten mit entsprechender Veranlagung die Bronchien verengen.

4 Nebenwirkungen mit Auswirkungen auf Schlaf und Wachheit

Man fühlt sich morgens wie gerädert und hat schlecht geschlafen: Solche Probleme können eine ganze Reihe von Ursachen haben. Wenn Patienten dauerhaft über solche Beschwerden klagen, lohnt es sich, einmal nach den eingenommenen Medikamenten zu fragen. Gleiches gilt auch im umgekehrten Fall, wenn der Kunde sich häufig schlapp oder müde fühlt.

4.1 Schlafstörungen

Arzneimittel können auf vielfältige Weise dazu führen, dass der Nachtschlaf gestört wird. Grundsätzlich lässt sich dabei unterscheiden, ob die Arzneistoffe direkt das zentrale Nervensystem beeinflussen oder eher indirekt dazu führen, dass der Patient schlecht schlafen kann. Das ist etwa der Fall, wenn Diuretika zu spät am Tag eingenommen werden und die harntreibende Wirkung abends oder gar nachts einsetzt. Vermeiden lässt sich das Problem, indem Sie bei entsprechenden Verordnungen immer darauf hinweisen, dass der Patient das Diuretikum morgens einnehmen soll. Andere indirekte Effekte können etwa auftreten, wenn ein Reizhusten durch ACE-Hemmer den Patienten auch nachts beeinträchtigt oder Arzneistoffe wie Mirtazapin, L-Thyroxin oder Haloperidol ein Restless-Leg-Syndrom verursachen oder verstärken. Leidet ein Patient an einem Schlaf-Apnoe-Syndrom, können bei Verordnung von Opioiden die Probleme weiter zunehmen.

Satz für die Beratung

„Wann nehmen Sie die Wassertabletten immer ein?"

Klar ist auch, dass bei später Zufuhr von Coffein nicht immer eine ruhige Nacht gewährleistet ist. Das gilt natürlich nicht nur für Kaffee, Cola und schwarzen Tee, sondern auch für Arzneimittel mit Coffein. Daneben können aber auch antriebssteigernde Antidepressiva wie Citalopram oder Wirkstoffe wie Theophyllin stimulierend wirken. Auch Mittel zur Behandlung von ADHS, etwa Methylphenidat, wirken zentral stimulierend und können so den Schlaf stören.

Für die Regulation von Schlaf-Wach-Phasen ist eine Reihe von Systemen zuständig, die sich hauptsächlich im Hirnstamm befinden, sich aber auch in andere Hirnareale erstrecken. Beteiligt ist eine Vielzahl von Neurotransmittern, etwa Acetylcholin, Glutamat, Dopamin, Serotonin, GABA, Noradrenalin und Adenosin. Da viele Arzneistoffe in den Stoffwechsel von Nervenbotenstoffen eingreifen, können sie auch den Schlaf beeinflussen.

Häufig findet sich etwa eine Veränderung der Schlafphasen. So wurde etwa für Betablocker gezeigt, dass sie die REM-Phasen verkürzen und dazu führen, dass man leichter erwacht. Dadurch wird der Schlaf weniger erholsam. Besonders häufig finden sich solche Effekte bei sehr lipophilen (und deshalb besser ZNS-gängigen) Substanzen wie Propranolol, besonders zu Behandlungsbeginn, während das Problem bei hydrophileren Betablockern wie Atenolol seltener aufzutreten scheint. Auch Glucocorticoide und Opioide können die Tiefschlafphasen reduzieren. Andere Arzneistoffe dagegen können auch Alpträume und dadurch Schlafstörungen verursachen. Dazu gehören ganz unterschiedliche Substanzen, etwa Antidepressiva, Neuroleptika oder dopaminerge Wirkstoffe, wie sie etwa in der Parkinson-Therapie eingesetzt werden.

4.2 Müdigkeit

Einige Arzneistoffe können zu Tagesmüdigkeit führen – und die kann unter Umständen beträchtliche Ausmaße annehmen. Bekannt ist das vor allem für dopaminerge Substanzen, also L-Dopa und vor allem Dopaminagonisten, die für die Therapie eines Morbus Parkinson eingesetzt werden. In extremen Fällen können sogar plötzliche Schlafattacken auftreten, die die Patienten in ihren Alltagstätigkeiten stark beeinträchtigen können.

In der Praxis ist es auch wichtig zu erkennen, wenn Probleme wie Schlafstörungen oder Müdigkeit durch den Gebrauch von Schlafmitteln entstehen. Besonders bei länger wirksamen Substanzen oder bei älteren Patienten kann es passieren, dass das Schlafmittel nicht nur nachts, sondern auch am nächsten Tag noch wirkt („Hangover"). Dadurch steigt das Risiko für Unfälle oder Stürze. Deshalb müssen Patienten, die Schlafmittel einnehmen, unbedingt auf eine ausreichende Schlafdauer achten. Bei Benzodiazepinen oder Z-Substanzen kann sich beim Absetzen der Arzneimittel auch eine Rebound-Schlaflosigkeit einstellen, die ursprünglichen Beschwerden treten also beim Entzug wieder auf. Abmildern lässt sich die Problematik dadurch, dass Schlafmittel nicht abrupt abgesetzt werden, sondern die Dosis schrittweise gesenkt wird („ausgeschlichen").

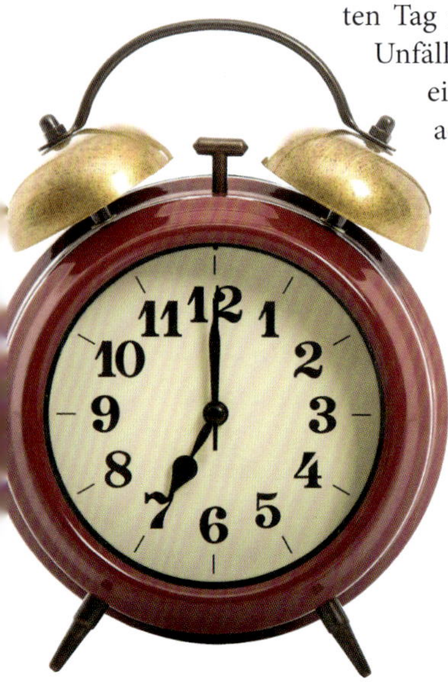

Abb. 4.1 Bei der Einnahme von Hypnotika sollte der Patient auf eine ausreichende Schlafdauer achten.

Satz für die Beratung

„Die Schlaftabletten können auch dazu führen, dass Sie am nächsten Tag noch müde sind. Achten Sie deshalb darauf, dass Sie in der Nacht genügend Zeit zum Schlafen haben."

Viele Arzneistoffe mit dämpfender Wirkung auf das zentrale Nervensystem können zu Sedierung und Müdigkeit führen, besonders zu Beginn der Behandlung. Diese Nebenwirkungen sind häufig auch dosisabhängig und können verstärkt werden, wenn weitere Arzneistoffe mit ähnlicher Wirkung gleichzeitig eingenommen werden. In der Beratung heißt das auch: Wenn der Patient bereits vom Arzt ein Arzneimittel mit sedierenden Eigenschaften verordnet bekommen hat, sollten Sie in der Selbstmedikation möglichst keine weiteren Arzneistoffe empfehlen, die zentral dämpfend wirken können. Wenn Arzneimittel müde machen, sollten Ihre Patienten das unbedingt wissen. Denn möglicherweise kann dadurch die Reaktionsfähigkeit im Straßenverkehr oder bei der Arbeit mit schweren Maschinen beeinträchtigt werden.

Satz für die Beratung

„Wenn Sie merken, dass Sie durch das Medikament sehr müde werden, sollten Sie nicht selbst Auto fahren."

4.3 Beratung in der Selbstmedikation

Für die Selbstmedikation ist es wichtig zu wissen, dass Schlafstörungen und Müdigkeit, die möglicherweise durch andere Medikamente entstehen, nicht primär mit OTC-Mitteln behandelt werden sollten. Dadurch können sich die Beschwerden sogar noch verstärken. Vielmehr gehören solche Probleme immer in die Hand des Arztes. In einigen Fällen ist es möglich, dass er die Dosis reduziert oder auf einen anderen Arzneistoff ausweicht, der weniger Probleme bereitet. Ist Schlaflosigkeit das Problem, können Sie Ihren Kunden aber zusätzlich Hinweise auf nicht-medikamentöse Maßnahmen mitgeben:

Schweres Essen und aufregende Aktivitäten am späten Abend (etwa ein spannender Fernsehkrimi) können das Einschlafen behindern. Tagsüber ausreichend Bewegung im Hellen und ein abgedunkeltes, geräuscharmes sowie nicht zu warmes Schlafzimmer unterstützen einen gesunden Schlaf-Wach-Rhythmus. Auch Entspannungsübungen können dabei helfen, abends gut in den Schlaf zu finden. Regelmäßige Zeiten für Aufstehen und Zubettgehen unterstützen den Organismus beim Schlafen.

Satz für die Beratung

„Wenn die Probleme Sie stark beeinträchtigen, sprechen Sie bitte mit dem Arzt darüber. Vielleicht gibt es ja ein alternatives Medikament, das weniger Beschwerden macht."

Das Wichtigste in Kürze

- Stimulierende Arzneistoffe wie Coffein oder Methylphenidat können zu Schlaflosigkeit führen.
- Bei zu später Einnahme von Diuretika kann nächtlicher Harndrang den Schlaf stören.
- Arzneistoffe, die in den Stoffwechsel von Neurotransmitter eingreifen, können auch den Schlaf beeinflussen.
- Übermäßige Tagesmüdigkeit ist ein bekanntes Problem von dopaminergen Parkinson-Therapeutika.
- Medikamenteninduzierte Schlafprobleme sollten nicht primär in der Selbstmedikation behandelt werden.

5 Nebenwirkungen an Haut, Haaren und Nägeln

„Und auf einmal war da plötzlich ein Ausschlag" – möglicherweise ist dafür ein Medikament verantwortlich, dass der Patient einnimmt. Denn Nebenwirkungen an der Haut gehören zu den häufigsten unerwünschten Wirkungen einer Pharmakotherapie. Aber auch benachbarte Strukturen, Haare und Nägel können betroffen sein.

5.1 Nebenwirkungen an der Haut

Fast alle Arzneimittel können theoretisch Nebenwirkungen an der Haut auslösen (◘ Tab. 5.1). Allerdings sind daran sehr unterschiedliche Mechanismen beteiligt und die Hautveränderungen können sehr verschiedene Formen annehmen. Besonders häufig treten Hautprobleme bei onkologischen Patienten durch Chemotherapie oder Bestrahlung auf. Diese Patienten sind in der Regel gut darüber informiert und wissen, wie sie die Beschwerden reduzieren und lindern können. Allerdings können auch bei den üblicheren Arzneimitteln in der ambulanten Behandlung Hautreaktionen auftreten.

5

5.1.1 Hautausschläge

Eine häufige Form von Hautveränderungen sind allergische Reaktionen, die sich an der Haut manifestieren. Diese können relativ zeitnah zur Einnahme, aber auch mit zeitlicher Verzögerung von einigen Tagen bis wenigen Wochen

◘ **Tab. 5.1** Beispiele von Arzneistoffen mit häufigen Nebenwirkungen an der Haut

Wirkstoff(gruppe)	Mögliche Form (Auswahl)
Penicilline	Allergisches Exanthem
ACE-Hemmer	Angioödem
Opioide	Juckreiz durch vermehrte Histamin-Freisetzung
Insulin	Lipodystrophie bei falscher Spritztechnik
Tetracycline, Gyrasehemmer, Johanniskraut	Photosensibilisierung
Glucocorticoide	Hautatrophie

auftreten. Am häufigsten sind masernförmige Hautausschläge (makulopapulöse Exantheme) oder solche mit Bildung von Quaddeln (Urtikaria). Häufig tritt dabei auch Juckreiz auf. An solchen allergischen Hautreaktionen sind häufig Antibiotika (vor allem Penicilline und Cephalosporine), nichtsteroidale Antiphlogistika, Sulfonamide und Antiepileptika wie Carbamazepin oder Phenytoin beteiligt.

Satz für die Beratung

„Ist der Ausschlag erst aufgetreten, nachdem Sie das Medikament eingenommen haben?"

Treten Hautveränderungen auf, die möglicherweise durch eine allergische Reaktion auf Medikamente entstanden sind, sollten Sie die Patienten sicherheitshalber zum Arzt schicken. Die meisten der Exantheme gehen nach Absetzen des betreffenden Arzneimittels wieder zurück, bei Bedarf kommen topische Glucocorticoide und Antihistaminika zum Einsatz. In schwereren Fällen kann auch die systemische Einnahme eines Cortison-Präparats notwendig werden. Durch frühzeitiges Eingreifen soll auch verhindert werden, dass komplizierte Verlaufsformen entstehen.

Satz für die Beratung

„Es wäre gut, wenn Sie das zeitnah dem Arzt zeigen."

Denn immunologisch bedingte Hautveränderungen können unter Umständen auch lebensbedrohliche Folgen haben. Das ist etwa bei dem Steven-Johnson-Syndrom oder dem Lyell-Syndrom (Synonym: toxische epidermale Nekrolyse) der Fall. Bei diesen Erkrankungen kommt es zur Blasenbildung an der Haut und dem Absterben von Hautzellen. In fortgeschrittenen Stadien kann sich die oberste Hautschicht vollständig ablösen. Diese glücklicherweise sehr seltenen Krankheitsbilder müssen intensivmedizinisch behandelt werden.

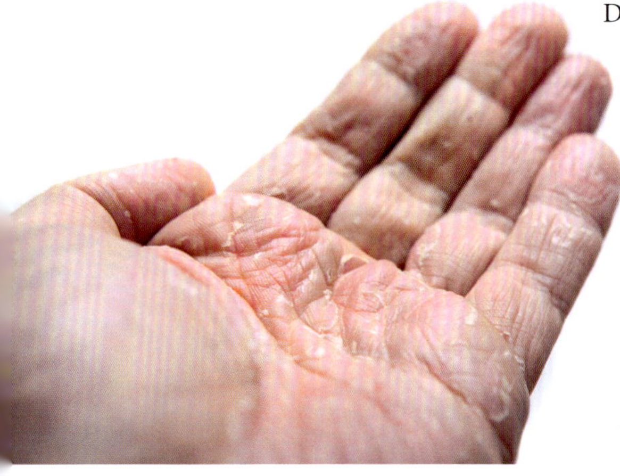

Abb. 5.1 Viele Arzneistoffe führen zu Nebenwirkungen an der Haut.

5.1.2 Schwellungen im Gesicht

Allergisch oder nicht-immunologisch bedingt kann auch ein angioneurotisches Ödem (Synonyme: Angioödem, Quincke-Ödem) auftreten. Das ist eine seltene, aber gefährliche Nebenwirkung, etwa von ACE-Hemmern. Dabei spielt sich die Reaktion nicht an der Hautoberfläche, sondern in tieferen Hautschichten ab, wo sich Flüssigkeit in der Unterhaut oder im Bindegewebe einlagert. Auffällig wird das besonders im Gesicht, wenn Lippen, Wangen oder Stirn anschwellen. Bilden sich die Ödeme am Kehlkopf, drohen Atemprobleme. Wenn Patienten über solche Beschwerden klagen, sollten sie den ACE-Hemmer nicht weiter einnehmen und sofort zum Arzt gehen. Wenn in der Vergangenheit bereits einmal ein Angioödem aufgetreten ist, dürfen ACE-Hemmer nicht eingesetzt werden.

5.1.3 Juckreiz

Juckreiz kann nicht nur im Zuge von allergischen Reaktionen entstehen, sondern auch über andere Mechanismen: So kann etwa bei der Behandlung mit Opioiden auch ohne Bildung allergiespezifischer Antikörper Histamin freigesetzt werden, was zu Juckreiz führt. Auch bei Leberschädigungen durch Arzneimittel kann Juckreiz auftreten. Andere Arzneistoffe, etwa solche mit anticholinerger Wirkung, hemmen die Schweißbildung und fördern so eine trockene Haut, die mit Juckreiz reagiert. Bei der Akne-Therapie sorgen Retinoide für eine verringerte Talgbildung, was auch häufig zu Hauttrockenheit führt. Bei einigen Tumortherapeutika, vor allem bei monoklonalen Antikörpern gegen den epidermalen Wachstumsfaktorrezeptor wie Cetuximab, kann die Hauttrockenheit in Extremfällen auch zu regelrechten Einrissen in die Hornhaut führen, vor allem an Fingern und Zehen, die schmerzhaft sind und zu Superinfektionen neigen.

Bei neu aufgetretenem Juckreiz sollten die Patienten am besten mit dem Arzt sprechen. In harmlosen Fällen kann die Verwendung von Feuchtigkeitscremes helfen, den Juckreiz zu mildern. Bei stärkeren Problemen kommen unter anderem glucocorticoidhaltige Externa zum Einsatz.

5.1.4 Photosensibilisierung

Eines der bekanntesten Beispiele für arzneimittelbedingte Hautveränderungen ist sicherlich die Photosensibilisierung: Die betreffenden Arzneistoffe verändern die Lichtempfindlichkeit der Haut, sodass leichter ein Sonnenbrand entsteht. Solche Arzneistoffe sind etwa Tetracycline, Gyrasehemmer und Johanniskraut. Wenn Sie photosensibilisierende Arzneistoffe abgeben, sollten Sie die Kunden vorsichtshalber darauf hinweisen, dass sie ausgiebige Sonnenbäder und Solarienbesuche in der nächsten Zeit möglichst vermeiden sollten. Bei längeren Aufenthalten im Freien, gerade im Sommer, empfiehlt sich ein ausreichender Lichtschutz. Die photosensibilisierenden Eigenschaften von Arzneistoffen können übrigens auch therapeutisch genutzt werden, etwa beim Einsatz von Psoralen gegen Psoriasis.

Satz für die Beratung

„Während der Einnahme des Antibiotikums kann die Haut lichtempfindlicher werden. Sorgen Sie deshalb immer für einen guten Sonnenschutz."

5.1.5 Einfluss auf die Hautstruktur

Arzneistoffe können aber auch die Struktur der Haut angreifen. So hemmen Glucocorticoide die Proliferation von Bindegewebszellen, sodass die Haut dünner erscheint. Diese Hautatrophie kann sowohl bei systemischer als auch bei topischer Anwendung von Glucocorticoiden auftreten und ist dosisabhängig. Auch aus diesem Grund sollten Glucocorticoide grundsätzlich nur wenn notwendig, so kurz und so niedrig dosiert wie möglich angewendet werden. Bei Neurodermitis-Patienten, die häufig regelmäßig Glucocorticoid-Externa auftragen müssen, wird deshalb etwa die Intervalltherapie empfohlen, bei der corticoidhaltige und wirkstofffreie Cremes im Wechsel aufgetragen werden. Eine Hautatrophie kann sich nach Absetzen der Medikation auch zurückbilden – das kann aber einige Monate bis Jahre dauern.

Satz für die Beratung

„Nebenwirkungen an der Haut können Sie verringern, wenn Sie wie mit dem Arzt besprochen immer die Cortison-Creme und die Basiscreme abwechseln."

Einige Arzneistoffe können auch zu Hautveränderungen führen, die an eine Psoriasis erinnern, oder sogar bei entsprechend prädisponierten Patienten das Auftreten einer Psoriasis fördern. Dazu gehören etwa einige Betablocker, aber auch TNF-α-Antagonisten, die bei verschiedenen Autoimmunerkrankungen zum Einsatz kommen. Daneben können auch weitere Hautveränderungen durch Medikamente auftreten, die dermatologischen Krankheitsbildern ähneln (z. B. Lichen oder Pityriasis, auch als „Flechte" bezeichnet).

Wenn Insulin wiederholt in die gleiche Hautstelle injiziert wird, kann sich eine Wucherung des Fettgewebes (Lipohypertrophie) entwickeln. Neben dem kosmetischen Aspekt kann eine Lipohypertrophie auch Stoffwechselprobleme verursachen: Wenn der Patient weiter in die Stelle injiziert, wird das Insulin ungleichmäßig resorbiert, was zu schwankenden Blutzuckerspiegeln führt. Diabetespatienten sollten deshalb wissen, dass sie die Injektionsstelle regelmäßig wechseln sollten. Um das Risiko von Lipohypertrophien zu reduzieren, sollten die Patienten Pennadeln möglichst nicht über einen längeren Zeitraum, sondern im Idealfall nur jeweils einmal benutzen.

Satz für die Beratung

„Wissen Sie, warum Sie immer die Injektionsstelle wechseln sollten?"

5.1.6 Hautunreinheiten

Einige Arzneistoffe können auch die Entstehung einer Akne befördern oder bestehende Hautprobleme verschlechtern. Dazu gehören vor allem Hormone wie Testosteronpräparate, aber auch Immunsuppressiva, etwa Ciclosporin oder Sirolimus. Diese Substanzen fördern die Talgbildung und durch die immunsupprimierenden Eigenschaften auch das Wachstum von Mikroorganismen.

Akneförmige Hautausschläge (papulopustulöse Exantheme) können auch bei monoklonalen Antikörpern gegen den epidermalen Wachstumsfaktorrezeptor wie Cetuximab auftreten.

5.1.7 Auswirkungen auf die Schweißbildung

Arzneimittel können auch die Schweißsekretion beeinflussen. Dabei sind verschiedene Mechanismen möglich. Eine wichtige Rolle bei der Signalübertragung an den Schweißdrüsen spielt der Neurotransmitter Acetylcholin: Arzneimittel mit cholinergen Effekten (etwa Cholinesterasehemmer) können deshalb die Schweißbildung anregen, während Anticholinergika die Schweißbildung hemmen. Allerdings können diese Effekte auch durch andere Mechanismen überlagert werden. So kann es beispielsweise dazu kommen, dass Arzneistoffe zwar auch anticholinerge Eigenschaften haben, sympathomimetische oder serotonerge Effekte aber stärker sind und so zu einer vermehrten Schweißbildung führen (etwa bei trizyklischen Antidepressiva wie Imipramin). Serotonerge Wirkungen spielen vermutlich auch bei vermehrtem Schwitzen durch Bupropion und Venlafaxin eine Rolle. Bei vermehrtem Schwitzen durch Opioide ist ein Zusammenhang mit der Histaminausschüttung denkbar.

Daneben können Arzneistoffe aber auch direkt an Thermoregulationszentren des Hypothalamus oder des Rückenmarks angreifen und so indirekt die Schweißbildung beeinflussen. Fiebersenkende Substanzen (etwa nichtsteroidale Antiphlogistika, Paracetamol) setzen den Temperaturstellwert herab und führen so dazu, dass der Körper zur Abkühlung mehr Schweiß produziert. Wirkstoffe mit antihormonellen Effekten wie Tamoxifen reduzieren die Estrogenwirkung im Körper und führen auf diesem Weg häufig zu vermehrtem Schwitzen (ähnlich wie in den Wechseljahren).

Vermehrtes Schwitzen gehört auch zu den möglichen Symptomen bei einem Arzneimittelentzug nach missbräuchlicher Verwendung.

Das Wichtigste in Kürze

- Allergische Hautreaktionen können bei einer Vielzahl von Arzneimitteln als Nebenwirkung auftreten und gehen häufig mit Juckreiz einher.
- Juckreiz ist auch eine Begleiterscheinung, wenn Arzneimittel als unerwünschte Wirkung zu Hauttrockenheit führen oder die Freisetzung von Histamin begünstigen.
- Bei Verdacht auf eine allergische Reaktion sollten die Patienten den Arzt kontaktieren.
- Bei photosensibilisierenden Substanzen ist es wichtig, ausgedehnte Sonnenbäder zu vermeiden.
- Häufige Insulin-Injektionen in die gleiche Hautstelle können zu Wucherungen des Fettgewebes führen.

5.2 Nebenwirkungen an den Haaren

Wenn sich unerwünschte Arzneimittelwirkungen an den Hautanhangsgebilden zeigen, ist das meist nicht lebensbedrohlich (◻ Tab. 5.2). Jedoch können die kosmetischen Veränderungen die Lebensqualität der betroffenen Patienten einschränken. Deshalb ist es wichtig, auch solchen Nebenwirkungen Aufmerksamkeit zu schenken.

5.2.1 Haarausfall

Kommt es durch Arzneimittel zu vermehrtem Haarausfall (Effluvium), betrifft das meist das Kopfhaar, weniger die gesamte Körperbehaarung, wie etwa das Schamhaar. Sichtbar ist meist ein diffuser Haarausfall. Ein kompletter Haarverlust (Alopezie) tritt deutlich seltener auf. Je nach Arzneistoff kann die Haarschädigung relativ zeitnah nach Therapiebeginn, aber auch erst nach einigen Wochen oder Monaten auftreten.

Im Vergleich zu vielen anderen Körperzellen teilen sich die Haarzellen sehr schnell. Dadurch sind sie aber auch sehr empfindlich gegen Arzneistoffe, die die Zellteilung beeinträchtigen. Die bekanntesten Beispiele sind Zytostatika, die für die Krebsbehandlung eingesetzt werden – Haarverlust ist hier eine sehr

◻ **Tab. 5.2** Beispiele von Arzneistoffen mit Nebenwirkungen an Haaren und Nägeln

Veränderung	Wirkstoff(gruppe)
Haarausfall	Zytostatika, Interferone, Gestagen mit androgener Wirkung
Vermehrtes Haarwachstum	Minoxidil, Finasterid, Ciclosporin A, Phenytoin
Verstärktes Wachstum der Wimpern	Prostaglandinhaltige Augentropfen

häufige Nebenwirkung, die meist relativ schnell nach Beginn der Therapie einsetzt. Ähnliche Schädigungsmechanismen sorgen auch bei der Behandlung mit Interferonen oder monoklonalen Antikörpern (z. B. Bevacizumab, Trastuzumab) in vielen Fällen für Haarausfall.

Satz für die Beratung

„Wenn die Chemotherapie erst einmal vorbei ist, werden Ihre Haare auch bald wieder wachsen."

Haarausfall kann auch durch Hormone bedingt sein – das wissen Männer nur allzu gut. Aber auch bei Frauen kann eine androgene Alopezie (etwa mit der Bildung von „Geheimratsecken") auftreten, wenn sie mit bestimmten Arzneistoffen behandelt werden. Das betrifft etwa häufig die Anwendung von Etonogestrel (Implanon®) oder Medroxyprogesteronacetat („Dreimonatsspritze"), die als Kontrazeptiva eingesetzt werden. Ähnliche Effekte können sich aber auch mit anderen androgen wirksamen Gestagenen zeigen oder bei Antiestrogenen wie Tamoxifen bzw. Aromatasehemmern wie Anastrozol (häufige Nebenwirkung in unterschiedlichem Ausmaß). Paradoxerweise ist aber auch der gegenteilige Effekt, also ein vermehrtes Haarwachstum möglich, allerdings deutlich seltener.

Daneben gibt es aber auch noch eine Reihe weiterer Mechanismen, die im Rahmen von Nebenwirkungen zu Haarausfall führen können. Dazu zählt etwa eine Unterfunktion der Schilddrüse, die etwa bei der Therapie mit Amiodaron oder Lithiumsalzen entstehen kann. Bei anderen Arzneistoffen sind die Wege, über die Haarausfall entsteht, noch nicht vollständig bekannt. Dazu zählen etwa Phenprocoumon (gelegentliche vorübergehende Nebenwirkung), Isotretinoin (sehr häufig) oder Valproat (sehr häufig, aber dosisabhängig und vorübergehend).

Die gute Nachricht für die Patienten ist: Medikamentös bedingter Haarausfall legt sich nach Therapieende wieder, die Haare wachsen nach einiger Zeit wieder nach. Bei Krebspatienten übernimmt die Krankenkasse bis dahin in der Regel die Kosten für eine Perücke. Einige Patienten bevorzugen dagegen andere Kopfbedeckungen wie Mützen oder Tücher. Bei weniger lebensbedrohlichen Krankheitsbildern kann möglicherweise auch eine Dosisreduktion oder ein Wechsel des Präparats Abhilfe schaffen.

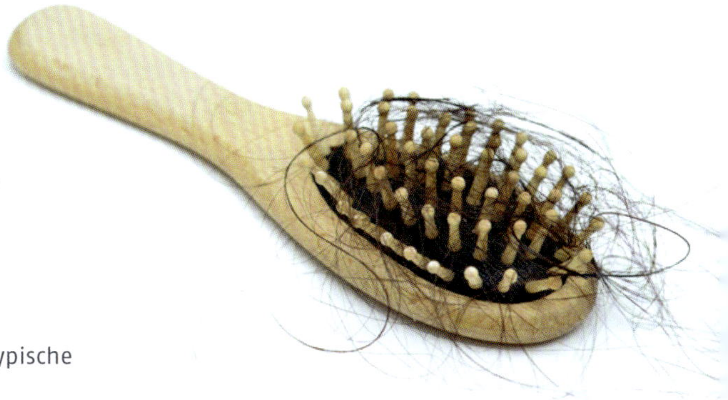

Abb. 5.2 Haarausfall ist eine typische Nebenwirkung von Valproat.

5.2.2 Vermehrter Haarwuchs

Umgekehrt gibt es aber auch einige Wirkstoffe, die Haare vermehrt sprießen lassen. Führt das bei Frauen zu einem männlichen Behaarungstyp (Oberlippe, Kinn, Schambehaarung), sprechen Experten von Hirsutismus. Als Hypertrichose wird dagegen eine vermehrte Behaarung am ganzen Körper oder einzelnen Flächen ohne Betonung eines bestimmten Behaarungstyps bezeichnet. Allerdings wird in Fallberichten zu solchen Nebenwirkungen zwischen diesen Begriffen nicht immer streng unterschieden, manchmal können Arzneistoffe auch zu beiden Formen führen. Auch diese Haarveränderung ist nach Therapieende reversibel – je nach Wirkstoff jedoch über einen unterschiedlich langen Zeitraum.

Ein Beispiel, dass Nebenwirkungen nicht immer unerwünscht sein müssen, zeigen Minoxidil und Finasterid. Ursprünglich wurden die Arzneistoffe für ganz andere Indikationen entwickelt – Minoxidil als Antihypertonikum, Finasterid zur Therapie der benignen Prostatahyperplasie. Als sich zeigte, dass die Arzneistoffe zu vermehrtem Haarwuchs führen, wurden die Mittel auch als Haarwuchsmittel beliebt. Finasterid wird systemisch bei Männern angewendet, Minoxidil ist topisch für beide Geschlechter zugelassen.

Bei vielen anderen Arzneistoffen ist vermehrte Behaarung dagegen ein unerwünschter Effekt. Das gilt etwa für Ciclosporin A. Unter verstärktem Haarwachstum im Gesicht und am oberen Rücken leiden vor allem Patienten, die das Immunsuppressivum nach einer Organtransplantation in hoher Dosierung erhalten. Häufig ist eine Hypertrichose auch bei der Behandlung mit Phenytoin – hier sind vor allem die Streckseiten der Extremitäten betroffen. Bei längerer externer Therapie mit Betamethasonvalerat (die nur in seltenen Fällen empfehlenswert ist) lässt sich ein vermehrtes Haarwachstum ebenfalls beobachten – bei anderen Glucocorticoiden tritt die Nebenwirkung erheblich seltener auf.

Vermehrter Haarwuchs kann auch die Haare rund ums Auge betreffen, also Wimpern und Augenbrauen. Ein vermehrtes Wachstum von Wimpern ist eine häufige Nebenwirkung von prostaglandinhaltigen Augentropfen, etwa mit dem Wirkstoff Bimatoprost, der zur Glaukom-Behandlung eingesetzt wird. Die Anzahl der Wimpern nimmt zu, die einzelne Wimper wird länger, dicker und nimmt eine dunklere Farbe an. In den allermeisten Fällen resultieren daraus keine gesundheitlichen Probleme. Die Fachinformationen enthalten aber den Hinweis, dass die Augentropfen nicht mit der Haut in Berührung kommen sollten, da es auch dort zu vermehrtem Haarwachstum kommen kann. Deshalb sollten Sie die Patienten ausführlich darüber informieren, wie sie die Augentropfen am besten applizieren.

Satz für die Beratung

„Durch diese Augentropfen können die Wimpern wachsen und sich dunkler verfärben. Achten Sie bei der Anwendung der Augentropfen darauf, dass die Lösung nicht an andere Stellen im Gesicht gelangt."

5.2.3 Andere Haarveränderungen

Eher selten sind andere Folgen für die Haare, etwa Farbveränderungen, etwa Aufhellung oder Ergrauen durch Valproat oder dunkleres Nachwachsen nach einer Chemotherapie mit Cisplatin. Gleiches gilt auch für Veränderungen der Haarstruktur: So kann bei der Behandlung mit Valproat, Azathioprin oder Isotretinoin das Haar lockig werden. Vermeiden lassen sich Verfärbungen, die durch Kontakt mit Externa entstehen: Das betrifft etwa Benzoylperoxid, Clioquinol oder Dithranol. Hier sollten Sie Ihren Patienten unbedingt den Hinweis mitgeben, dass die Topika keinesfalls mit den Haaren in Berührung kommen sollten.

Satz für die Beratung

„Dieses Akne-Gel kann die Haare bleichen."

5.3 Veränderungen an den Nägeln

Unerwünschte Arzneimittelwirkungen können sich auch an den Finger- und Zehennägeln bemerkbar machen. Am häufigsten kommen sie bei der Behandlung mit Zytostatika oder einigen monoklonalen Antikörpern vor: Die Nägel wachsen langsamer und werden schneller brüchig, in manchen Fällen kommt es auch zu Verfärbungen oder Ablösungen. Ähnliche Veränderungen können auch bei Behandlung mit Retinoiden auftreten. Phototoxische Effekte können sich in seltenen Fällen auch an den Nägeln zeigen und zu einer Nagelablösung führen. Bei einer äußerlichen Behandlung mit gefärbten Arzneistoffen zur äußerlichen Anwendung sollten Sie den Patienten zu einem vorsichtigen Umgang raten – Verfärbungen können nicht nur die Haut, sondern auch die Nägel betreffen. In der Regel wachsen die Nägel nach Therapieende wieder normal nach – eine weitergehende Behandlung ist meist weder möglich noch nötig.

Das Wichtigste in Kürze

- Viele Veränderungen an den Haaren sind nach Therapieende reversibel.
- Besonders häufig ist Haarausfall bei einer Behandlung mit Zytostatika.
- Gestagene mit androgener Wirkung können zu vermehrtem Haarausfall führen, seltener auch zu stärkerem Haarwachstum.
- Eine Hypertrichose betrifft viele Patienten, die nach einer Organtransplantation mit Ciclosporin A behandelt werden.
- Verfärbungen von Haaren und Nägeln können auch durch extern angewendete Arzneimittel auftreten.

6 Nebenwirkungen mit Folgen für Sehen und Hören

Arzneimittelwirkungen können auch ins Auge gehen: Mögliche ophthalmologische Nebenwirkungen reichen von vorübergehenden Sehstörungen bis hin zur Auslösung eines Glaukomanfalls, in sehr seltenen Fällen auch zum Verlust des Sehvermögens. Dabei ist es wichtig zu beachten, dass solche Nebenwirkungen nicht nur bei lokal applizierten Medikamenten, sondern vor allem auch bei systemischer Anwendung entstehen können. Unerwünschte Arzneimittelwirkungen können sich aber auch am Ohr zeigen.

6.1 Nebenwirkungen am Auge

Das Auge ist ein empfindliches Organ, und viele seiner Strukturen können durch Medikamente vorübergehend oder in seltenen Fällen auch dauerhaft beeinträchtigt werden (◘ Tab. 6.1). Das gilt sowohl bei lokaler als auch bei systemischer Applikation. In vielen Fällen gilt: Ist das Sehvermögen beeinträchtigt, sollten die Patienten im Straßenverkehr und bei der Arbeit mit schweren Maschinen Vorsicht walten lassen. Im Zweifelsfall ist es dann besser, nicht selbst Auto zu fahren – zumindest solange, bis die Beeinträchtigung zurückgegangen ist. Wenn Patienten mit möglichen Nebenwirkungen am Auge einen

◘ **Tab. 6.1** Beispiele von Arzneistoffen mit Nebenwirkungen am Auge

Veränderung	Wirkstoff(gruppe)
Akkommodationsstörungen	Pilocarpin, anticholinerge Wirkstoffe
Reizungen/Trockenes Auge	Betablocker, Isotretinoin, anticholinerge Wirkstoffe
Farbveränderung der Iris	Prostaglandine (Ophthalmika)
Linsentrübung/Katarakt	Glucocorticoide, Amiodaron
Erhöhung des Augeninnendrucks/bei Prädisposition erhöhtes Risiko für Glaukomanfall	Glucocorticoide, anticholinerge Wirkstoffe
Veränderungen der Netzhaut	Vigabatrin
Schädigungen des Sehnervs	Tuberkulosemittel, Retinoide
Veränderungen des Farbsehens	Herzglykoside, Sildenafil

Augenarzt konsultieren, sollten sie am besten immer eine aktuelle Liste ihrer Medikamente bei sich haben – so fällt es dem Arzt leichter, den verdächtigen Arzneistoff schnell zu identifizieren.

Satz für die Beratung

„Soll ich Ihnen eine Liste mit den Arzneimitteln ausdrucken, die Sie derzeit einnehmen? Für den Augenarzt ist das eine wichtige Information."

6.1.1 Einfluss auf Pupille und Brechkraft

Akkommodationsstörungen können auftreten, wenn Augentropfen eingesetzt werden, die die Weite der Pupille beeinflussen. Dazu gehört etwa Tropicamid, das bei augenärztlichen Untersuchungen zur Pupillenerweiterung verwendet wird. Auch Arzneistoffe mit anticholinerger Wirkung führen zu einer Mydriasis. Pilocarpin zur Glaukom-Therapie dagegen verengt die Pupillen und erschwert so das Sehen in der Dunkelheit. Viele Benzodiazepine wirken auch muskelrelaxierend und führen über ihren Einfluss auf die innere Augenmuskulatur zu unscharfem Sehen. Diese Reaktionen sind reversibel.

Daneben kann die Sehschärfe aber auch beeinträchtigt werden, wenn Arzneistoffe vorübergehende Auswirkungen auf die Brechkraft der Linse haben. Entsprechende Nebenwirkungen sind etwa für Diuretika oder Insulin bekannt. Augenärzte empfehlen deshalb, Diabetikern nicht direkt zu Beginn einer Insulintherapie neue Brillengläser zu verordnen.

Satz für die Beratung

„Bitte fahren Sie nicht selbst Auto, wenn Sie durch die Augentropfen verschwommen sehen. Wenn Sie seit der Einnahme der Tabletten Schwierigkeiten mit dem Sehen haben, gehen Sie bitte so bald wie möglich zum Augenarzt und sprechen Sie auch mit dem Hausarzt darüber."

6.1.2 Problem trockenes Auge

Eine Reihe von Arzneistoffen schränkt die Tränenbildung ein oder verändert die Zusammensetzung des Tränenfilms und kann so zu einem „trockenen Auge" führen. Dazu zählen etwa Arzneimittel mit anticholinerger Wirkung wie trizyklische Antidepressiva sowie Betablocker. Die betroffenen Patienten klagen häufig über Juckreiz, Brennen, Fremdkörpergefühl oder Rötung der Augen. Besonders unangenehm ist die Nebenwirkung für Kontaktlinsenträger. Wenn eine Veränderung der Medikation nicht möglich ist, können befeuchtende Augentropfen Abhilfe schaffen. Auch ein Umstieg von Kontaktlinsen auf Brille kann für den Patienten eine sinnvolle Option sein. Bei manchen Patienten sind auch Konservierungsmittel für das Problem verantwortlich – hier gibt es für viele Präparate mit konservierungsmittelfreien Einmalophthiolen eine gute Alternative. Besonders wichtig ist es, dass die Patienten bei Reizungen durch ein trockenes Auge keine Augentropfen mit Vasokonstriktoren („Weißmacher") einsetzen, weil sich dadurch das Problem noch weiter verstärken kann.

Satz für die Beratung

„Das Blutdruckmittel setzt die Tränenproduktion herab. Wenn Sie Reizungen am Auge spüren, ist es sinnvoll, zumindest vorübergehend auf Kontaktlinsen zu verzichten."

6.1.3 Allergische Reaktionen

Entzündungen der Bindehaut oder der Augenlider können auch durch allergische Reaktionen auftreten. Mögliche Auslöser können Arzneistoffe (beispielsweise Antibiotika), aber auch Hilfsstoffe in Ophthalmika sein. Wenn Patienten von Allergien wissen, sollten sie sie in einem Allergiepass eintragen lassen und den Ausweis zu jedem Arztbesuch mitnehmen.

6.1.4 Nebenwirkung Glaukom

Einige Arzneistoffe können auch den Augeninnendruck erhöhen. Bei entsprechend veranlagten Patienten mit engem Kammerwinkel oder bereits bestehendem „Grünem Star" ist ein Glaukomanfall eine mögliche Folge. Arzneistoffe mit anticholinergen (Neben-)Wirkungen, die den Augeninnendruck durch eine Pupillenerweiterung ansteigen lassen, sind deshalb bei einem Engwinkelglaukom kontraindiziert. Auch Glucocorticoide können vor allem bei lokaler Behandlung am Auge den Augeninnendruck beeinflussen – entsprechend sollten cortisonhaltige Augentropfen nur so kurz wie möglich zum Einsatz kommen. Bei systemischer langfristiger Behandlung werden regelmäßige augenärztliche Kontrollen empfohlen.

6.1.5 Nebenwirkung Linsentrübung

Neben einem Glaukom können Glucocorticoide auch zur Entstehung eines „Grauen Star" (Katarakt) beitragen. Auch hier steigt das Risiko mit zunehmender Dosierung und Behandlungsdauer. Ähnliche Nebenwirkungen können auch mit Tacrolimus auftreten. Ablagerungen in der Hornhaut, die verschleiertes Sehen nach sich ziehen, sind bei einer Langzeitbehandlung mit Amiodaron beobachtet worden. Im Gegensatz zu einer Katarakt ist diese Nebenwirkung nach Absetzen des Medikaments reversibel. Ein „Grauer Star" kann nur operativ durch Einsetzen einer Kunstlinse behandelt werden.

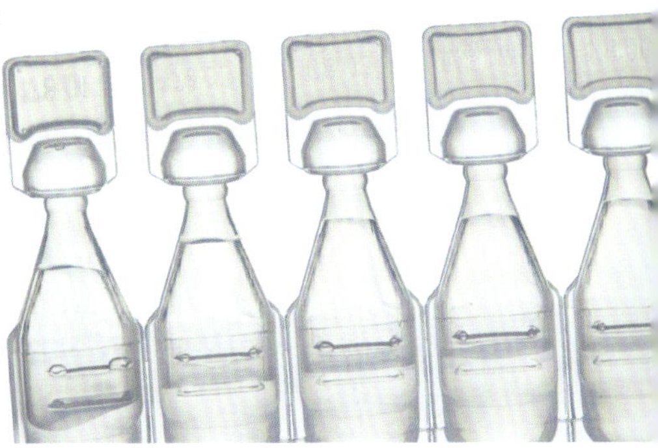

Abb. 6.1 Wenn Arzneistoffe die Tränenproduktion einschränken, können befeuchtende Augentropfen helfen.

6

6.1.6 Gestörtes Farbsehen

Von einigen Medikamenten ist auch bekannt, dass sie das normale Farbensehen beeinträchtigen. So bemerken Patienten bei einer Überdosierung, manchmal auch schon bei therapeutischen Dosierungen von Herzglykosiden, eine Verschiebung in den gelben Bereich. Bei PDE-5-Hemmern wie Sildenafil fällt dagegen blaustichiges Sehen auf. Vermutlich entsteht diese Nebenwirkung über eine Hemmung des Enzyms PDE-6, das in den Fotorezeptoren des Auges vorkommt.

6.1.7 Farbveränderungen der Iris

Ungefährlich, aber möglicherweise irritierend für den Patienten ist die Nebenwirkung von prostaglandinhaltigen Augentropfen: eine mögliche Veränderung der Augenfarbe. Durch Veränderungen der Pigmentierung wird die Iris dunkler, häufig braun. Besonders auffällig ist die Veränderung, wenn die Augentropfen nur an einem Auge angewendet werden. Die veränderte Pigmentierung bleibt auch nach Absetzen des Medikaments bestehen.

Satz für die Beratung

„Diese Augentropfen können dazu führen, dass sich die Augenfarbe verändert. Das ist aber harmlos."

6.1.8 Schäden am Sehnerv

Glücklicherweise deutlich seltener sind Schädigungen des Sehnervs, die in vielen, wenn auch nicht allen Fällen irreversibel verlaufen. Möglich sind entzündliche Reaktionen bis hin zu einer Atrophie des Nervengewebes. Solche Nebenwirkungen können durch immunologische Reaktionen, aber auch durch direkt toxische Mechanismen entstehen (etwa bei einigen Tuberkulosemitteln wie Ethambutol oder Isoniazid). In seltenen Fällen kann auch einer erhöhter Hirndruck (Pseudotumor cerebri) dazu führen, dass der Sehnervenkopf anschwillt. Solche Nebenwirkungen sind etwa bei Retinoiden, aber auch bei Tetracyclinen bekannt. Ein deutlich erhöhtes Risiko besteht besonders bei einer Kombination dieser Substanzen – ein Interaktionscheck meldet entsprechend „kontraindiziert". Bei Verdacht auf solche Nebenwirkungen, die sich etwa mit verschleiertem Sehen oder partiellen Gesichtsfeldausfällen bemerkbar machen können, hilft nur ein Absetzen der Medikation nach Rücksprache mit dem Arzt – am besten so früh wie möglich, denn dann ist die Chance für eine Rückbildung der Schäden am größten.

6.1.9 Andere Augenprobleme

Am Auge ist eine Vielzahl weiterer Nebenwirkungen möglich. So kann etwa das Antiepileptikum Vigabatrin die Synapsen in der Netzhaut (Retina) schädigen und so zu Gesichtsfeldausfällen führen, die auch nach Absetzen des Medikaments weiter bestehen. Aus diesem Grund wird der Wirkstoff bei vielen Patientengruppen nur noch als Reservemittel eingesetzt. Andere Arzneistoffe, etwa Bisphosphonate, können eine Entzündung der Regenbogenhaut (Uveitis) auslösen.

Das Wichtigste in Kürze

- Das Auge ist als sehr empfindliches Organ besonders anfällig für Nebenwirkungen.
- Unerwünschte Arzneimittelwirkungen betreffen eine Reihe von Strukturen am Auge.
- Daran können sowohl lokal als auch systemisch verabreichte Arzneistoffe beteiligt sein.
- Bei Hemmung der Tränenproduktion können befeuchtende Augentropfen helfen.
- Patienten mit vorbestehendem Engwinkelglaukom sollten möglichst keine Arzneistoffe mit anticholinergen Wirkungen einnehmen.

6.2 Nebenwirkungen am Ohr

Ohrensausen, eingeschränktes Hörvermögen, Tinnitus oder sogar Taubheit: Die Palette an möglichen Nebenwirkungen am Ohr ist recht groß. Glücklicherweise treten diese Probleme im Allgemeinen eher selten auf. Werden Patienten jedoch mit Arzneimitteln behandelt, für die ototoxische Effekte bekannt sind, sollten Sie bei Klagen über Probleme mit dem Hören aufmerksam werden.

Besteht ein Verdacht auf mögliche Nebenwirkungen am Ohr, sollte der Patient gleich zum Arzt, am besten direkt zum HNO-Arzt gehen. In manchen Fällen bilden sich die unerwünschten Effekte zurück, wenn das betreffende Medikament umgehend abgesetzt wird. In anderen Fällen sind die Schädigungen jedoch nicht rückgängig zu machen. Da das Gleichgewichtsorgan ebenfalls im Ohr lokalisiert ist, können sich ototoxische Effekte möglicherweise auch in Form von Schwindel äußern (▸ Kap. 12.2).

Satz für die Beratung

„Zur Abklärung wäre es gut, wenn Sie so bald wie möglich einen Termin beim HNO-Arzt vereinbaren."

6.2.1 Mögliche Mechanismen

Nebenwirkungen am Ohr können über verschiedene Wege entstehen. So verspüren manche Patienten etwa bei einer starken Blutdrucksenkung Ohrensausen. Bei anderen Wirkstoffen ist die Entstehung der Nebenwirkungen am Ohr aber nicht vollständig geklärt. Als einen möglichen Mechanismus bei platinhaltigen Zytostatika wie Cisplatin sowie Aminoglykosiden diskutieren Experten die Entstehung freier Radikale, die auf die Haarzellen im Innenohr einwirken. Die Haarzellen sind für die Aufnahme und Verarbeitung akustischer Reize zuständig. Durch die freien Radikale kann es zum Zelltod kommen, sodass das Hörvermögen geschädigt wird. In seltenen Fällen können diese Reaktionen bis hin zum kompletten Hörverlust führen. Daneben ist für Gentamicin auch eine direkte Beeinträchtigung des achten Hirnnervs (Nervus vestibulocochlearis) beschrieben, der Impulse des Hör- und Gleichgewichtssinns an das Gehirn weiterleitet.

6.2.2 Aminoglykoside

Aminoglykoside wirken gegen gramnegative Bakterien und werden parenteral, vor allem als Reserveantibiotika bei lebensgefährlichen Erkrankungen wie etwa einer Meningitis oder einer Sepsis, eingesetzt (beispielsweise Gentamicin). Die ototoxischen Effekte werden dadurch verstärkt, dass sich systemisch verabreichte Aminoglykoside im Innenohr anreichern. Dabei steigt das Risiko mit zunehmender Dosis und Behandlungsdauer. Daneben werden Aminoglykoside aber auch in antibiotischen Augentropfen oder Topika für die Haut verwendet. Neomycin und Kanamycin kommen wegen der toxischen Effekte auf Ohr und auch Niere nur topisch zum Einsatz.

Parenteral werden Aminoglykoside in der Regel nur unter intensivmedizinischer Überwachung eingesetzt. Ein therapeutisches „drug monitoring“ kann helfen, die Wirkspiegel im richtigen Bereich zu halten. Allerdings können ototoxische Nebenwirkungen auch schon im therapeutischen Fenster auftreten. Besonders gefährdet sind Patienten im höheren Lebensalter, bei einer Niereninsuffizienz oder wenn Dehydratation oder Fieber besteht. Bei entsprechender Gefährdung empfehlen die Fachinformationen eine audiologische Untersuchung der Patienten während der Behandlung.

Bei topischer Applikation in Form von Augentropfen sind solche Nebenwirkungen nicht zu befürchten. Werden Aminoglykoside auf der Haut verwendet, sollte eine großflächige und langfristige Anwendung vermieden werden, weil sonst auch die Gefahr einer systemischen Resorption und entsprechender Nebenwirkungen besteht. Ohrentropfen mit Neomycin werden bei akuten Entzündungen des äußeren Ohrs und des Gehörgangs (Otitis externa) eingesetzt. Der Arzt muss allerdings vor der Verordnung prüfen, ob das Trommelfell intakt ist. Bei perforiertem Trommelfell kann Neomycin möglicherweise in das Innenohr gelangen und dort ototoxische Effekte auslösen. Bei intaktem Trommelfell ist dagegen keine Resorption zu befürchten.

Die ototoxischen Effekte von Gentamicin können in seltenen Fällen auch zu therapeutischen Zwecken eingesetzt werden: Bei einem Morbus Menière, einer Erkrankung des Innenohrs, leiden die Patienten unter Drehschwindel, einseitigem Hörverlust und Tinnitus. Die Symptome treten anfallsweise auf und können bis zu einigen Stunden anhalten. Wenn andere Therapien keinen Erfolg gezeigt haben, kann der Arzt in schweren Fällen als palliative Option das Gleichgewichtsorgan im Innenohr mit einer hochdosierten lokalen Gabe von Gentamicin ausschalten. Dadurch lassen sich bei vielen Patienten die Schwindelattacken deutlich reduzieren, allerdings entsteht durch die Behandlung in der Regel eine Innenohrschwerhörigkeit.

6.2.3 Eingeschränkte Durchblutung

Einige Arzneistoffe können auch die Durchblutung des Innenohrs stören und auf diesem Weg zu Ohrgeräuschen (Tinnitus) oder Funktionsstörungen der Sinneszellen im Ohr führen. Solche Mechanismen werden etwa für nichtsteroidale Antiphlogistika, besonders ASS, sowie Chinin diskutiert. Diese Nebenwirkungen sind in der Regel nach dem Absetzen der Arzneistoffe reversibel.

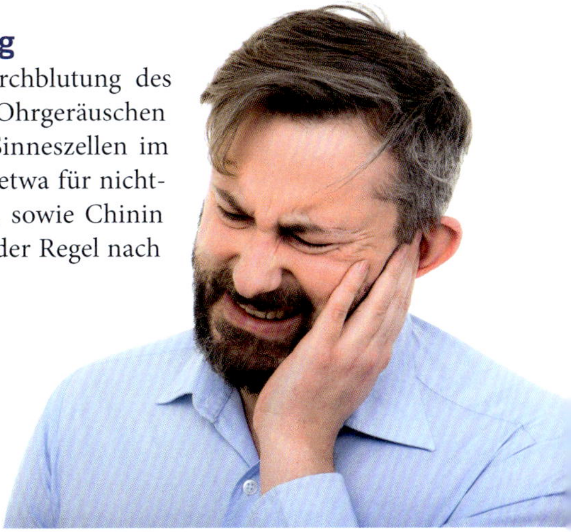

Abb. 6.2 Bei bestehenden Hörschäden oder Tinnitus sollte der Arzt möglichst keine ototoxischen Arzneistoffe verordnen.

Satz für die Beratung

„Bitte nehmen Sie das Arzneimittel mit zum Ohrenarzt, damit er überprüfen kann, ob es möglicherweise der Auslöser für die Ohrgeräusche ist."

6.2.4 Störungen in der Embryonalentwicklung

Mögliche Nebenwirkungen im Bereich der Ohren müssen besonders auch bei der Behandlung in der Schwangerschaft beachtet werden. So führt beispielsweise Isotretinoin bei dem ungeborenen Kind zu Fehlanlagen des Ohrs und des Gehörgangs – deshalb ist der Wirkstoff in der Schwangerschaft vollständig kontraindiziert. Systemisch verabreichte Aminoglykoside können möglicherweise das Hörvermögen des Kindes beeinträchtigen. Eine entsprechende Therapie sollte deshalb nur durchgeführt werden, wenn das Leben der Mutter bedroht ist und keine andere Alternative zur Verfügung steht. Aminoglykosidhaltige Augentropfen können dagegen bei entsprechender Indikation eingesetzt werden, da sie nicht in relevantem Ausmaß systemisch resorbiert werden.

Satz für die Beratung

„Hat der Arzt Ihnen gesagt, dass Sie nicht schwanger werden dürfen, während Sie die Tabletten gegen die Akne einnehmen?"

6.2.5 Präventive Maßnahmen

Eine der wichtigsten Regeln für potentiell ototoxische Arzneistoffe lautet: Möglichst nicht bei Patienten mit vorhergehenden Schädigungen des Hörvermögens, etwa nach einem Hörsturz oder bei Schwerhörigkeit. In solchen Fällen besteht nämlich ein erhöhtes Risiko für Nebenwirkungen am Ohr.

Auch ein wachsamer Blick auf mögliche Interaktionen kann helfen, ototoxische Probleme zu vermeiden: Schleifendiuretika wie Furosemid beeinflussen nicht nur den Ionenaustausch in der Niere, sondern auch im Innenohr. Dadurch kann es zu vermindertem Hörvermögen oder Tinnitus kommen. In der Monotherapie ist diese Nebenwirkung jedoch selten und entsteht vor allem bei schneller intravenöser Gabe und/oder Niereninsuffizienz. Wird Furosemid jedoch mit weiteren ototoxischen Arzneistoffen zusammen verabreicht, vor allem Aminoglykosiden oder Cisplatin, steigt das Risiko für Beeinträchtigungen des Hörvermögens enorm. Deshalb sollte die Kombination möglichst vermieden werden.

Das Wichtigste in Kürze

- Unerwünschte Wirkungen am Ohr können bei einer Reihe von Arzneistoffen und über verschiedene Mechanismen entstehen.
- Zu den möglichen Folgen zählen unter anderem Ohrgeräusche und ein nachlassendes Hörvermögen.
- Zu den wichtigsten Arzneistoffen mit ototoxischen Nebenwirkungen gehören Aminoglykoside.
- Probleme können vor allem bei parenteraler Gabe sowie Anwendung am Ohr bei perforiertem Trommelfell auftreten.
- Das Risiko für ototoxische Nebenwirkung steigt bei Patienten mit bestehender Vorschädigung der Hörfunktion, nachlassender Nierenfunktion und bei Interaktionen mit anderen ohrschädigenden Arzneistoffen.

7 Nebenwirkungen am Urogenitaltrakt

Der Urogenitaltrakt besteht aus zahlreichen Organen, die für die Ausscheidung des Urins und die Sexualfunktion zuständig sind. Dazu gehören die Niere, die ableitenden Harnwege und die Geschlechtsorganen von Mann und Frau. Allerdings kommunizieren Patienten in vielen Fällen nicht offen, dass Inkontinenz oder sexuelle Probleme auftreten. Als Fachfrau und Fachmann für Arzneimittel und deren Nebenwirkungen sollten Sie Ihre Patienten aber dazu ermutigen, mit ihrem Arzt darüber zu sprechen – denn in vielen Fällen lassen sich die Probleme beheben oder zumindest verringern, wenn die betreffenden Arzneimittel geringer dosiert oder ausgetauscht werden können.

7.1 Nebenwirkungen an der Niere

Viele Abfallstoffe des Körpers werden über die Niere entsorgt. Deshalb ist eine ausreichende Nierenfunktion wichtig für die Gesundheit – und Nebenwirkungen, die die Fähigkeit der Niere zur Ausscheidung beeinträchtigen, können für die betreffenden Patienten zu erheblichen Schwierigkeiten führen. Das hat einerseits die Konsequenz, dass körpereigene Abbauprodukte nicht mehr ausreichend entsorgt werden können. Daneben werden aber auch Arzneistoffe, die hauptsächlich renal eliminiert werden, deutlich langsamer ausgeschieden. Daraus können erhöhte Wirkstoffspiegel im Blut und ein erhöhtes Risiko für Nebenwirkungen im Blut resultieren. In vielen Fällen sind arzneimittelbedingte Einschränkungen der Nierenfunktion reversibel. Jedoch können auch irreversible Schäden resultieren, sodass die Patienten dialysepflichtig werden, bevor sie eine Chance auf eine Nierentransplantation erhalten.

Grundsätzlich können viele Arzneistoffe die Nierenfunktion beeinträchtigen (◘ Tab. 7.1). An den Nierenschäden können einerseits dosisabhängige Mechanismen beteiligt sein, die also durch zu hohe Konzentrationen von Wirkstoffen entstehen. Andererseits entstehen Nierenschäden aber auch durch nicht vorhersehbare Reaktionen, etwa immunologischer Natur. Dazu gehören etwa einige Fälle einer interstitiellen Nephritis (Entzündung im Zwischenzellraum). Störungen der Nierenfunktion können akut entstehen (über Tage oder Wochen) oder sich chronisch über einen längeren Zeitraum entwickeln (über Monate oder Jahre). Daneben können Nierenschäden durch Interaktionen mit verschiedenen Bereichen des Organs auftreten. Einige Arzneistoffe beeinflussen etwa die Durchblutung der Niere und so auch die Funktion. Andere dagegen schädigen direkt die Zellen des Tubulus oder verengen das Lumen der Nierenröhrchen. Auch ein Angriff im Zwischenzellraum (Interstitium) ist möglich (◘ Tab. 7.1). Einige Arzneistoffe wirken auch über mehrere Mechanismen gleichzeitig nephrotoxisch.

Tab. 7.1 Mechanismen von nierenschädigenden Nebenwirkungen (Auswahl)

Mechanismus	Beispiel-Arzneistoffe
Verengung der renalen Blutgefäße	NSAR, ACE-Hemmer, Ciclosporin, Tacrolimus, Röntgenkontrastmittel
Schädigung der Tubuluszellen	Aminoglykoside, Zytostatika, Röntgenkontrastmittel
Einengung des Tubuluslumens	Parenteral verabreichtes Aciclovir, hochdosiertes Methotrexat
Schäden im Zwischenzellraum (Interstitium)	Betalaktam-Antibiotika, NSAR, Allopurinol

Satz für die Beratung

„Der Arzt hat das zweite Mittel abgesetzt, damit die Niere nicht geschädigt wird."

7.1.1 Schäden durch Vasokonstriktion

Um eine gleichmäßige Nierenfunktion zu gewährleisten, kann der Blutfluss durch die Niere unter anderem durch die Weite der zuführenden als auch der abgehenden Arteriolen reguliert werden. Daran sind verschiedene Mediatoren beteiligt, etwa Angiotensin II und Prostaglandine. Entsprechend können Arzneistoffe, die an diesen Mediatoren angreifen, den Blutfluss durch die Niere, gelegentlich auch die glomeruläre Filtrationsrate in der Niere senken.

Für Hemmstoffe des Renin-Angiotensin-Aldosteron-Systems (RAAS) wie ACE-Hemmer und AT_1-Antagonisten ist bekannt, dass sie durch Einschränkung des renalen Blutflusses Nierenschäden verursachen können. Paradoxerweise zeigen diese Wirkstoffe jedoch als Antihypertonika bei nierengeschädigten Patienten nephroprotektive (nierenschützende) Effekte, sodass der Nutzen in der Regel das Risiko überwiegt. Besonders gefährdet sind jedoch Patienten mit einer beidseitigen Nierenarterienstenose oder wenn zwei Arzneistoffe mit Angriff am RAAS kombiniert werden (etwa ACE-Hemmer plus Aliskiren). Diese Kombination sollte besonders bei eingeschränkter Nierenfunktion oder Diabetes-Patienten vermieden werden.

Prostaglandine sind nicht nur wichtige Botenstoffe bei Fieber und Entzündung, sondern auch für den Blutfluss durch die Niere. Werden weniger Prostaglandine produziert, etwa bei der Einnahme von Cyclooxygenasehemmern wie Ibuprofen und Co., hat das besonders bei Volumenmangel oder bereits erniedrigter renaler Durchblutung (etwa bei Herzinsuffizienz) Auswirkungen auf die Nierenfunktion. Bei besonders gefährdeten Patienten kann sich sogar ein akutes Nierenversagen einstellen. Die nierenschädigenden Effekte treten auch bei COX-2-Hemmern auf.

Satz für die Beratung

„Sie sollten das Schmerzmittel nicht auf eigene Faust einnehmen, wenn Sie bereits Probleme mit der Niere haben."

7.1.2 Schädigung der Tubuluszellen

Andere Arzneistoffe dagegen wirken direkt toxisch auf die Tubuluszellen. Dazu gehören verschiedene Antiinfektiva, etwa systemisch verabreichte Aminoglykoside, Vancomycin oder Amphotericin, aber auch einige Zytostatika, etwa Cisplatin. Erschwerend kommt hinzu, dass sich viele dieser Substanzen in den Tubuluszellen anreichern, also in einer sehr hohen Konzentration in der Niere vorliegen.

Eine weitere häufige Ursache von arzneimittelbedingten Nierenschäden sind iodhaltige Röntgenkontrastmittel, die bei verschiedenen Untersuchungen zum Einsatz kommen. Sie schränken die Nierendurchblutung und die glomeruläre Filtrationsrate ein, können aber auch direkt toxisch auf die Tubuluszellen wirken. Besonders häufig sind Nierenfunktionsstörungen nach einer Kontrastmittelgabe bei gefährdeten Patienten. Steht eine entsprechende Untersuchung an, sollten die Patienten unbedingt ihren Arzt über alle eingenommenen Medikamente informieren, damit bei Bedarf andere nierenschädigende Arzneistoffe abgesetzt oder reduziert werden können, bis das Kontrastmittel wieder komplett ausgeschieden ist. Vor der Untersuchung sollten die Patienten auch auf eine ausreichende Flüssigkeitszufuhr achten, die eventuell auch intravenös ergänzt werden muss.

Satz für die Beratung

„Bitte zeigen Sie dem Arzt vor der Gabe des Kontrastmittels alle Medikamente, die Sie einnehmen."

7.1.3 Verengung des Tubuluslumens

In einigen Fällen kann die Nierenfunktion auch geschädigt werden, wenn schlecht lösliche Arzneistoffe renal eliminiert werden und in den Tubuli auskristallisieren. Solche Phänomene wurden etwa bei intravenös verabreichtem Aciclovir und hochdosiertem Methotrexat beobachtet. Ähnliches geschieht auch bei einem medikamentös bedingten Zerfall der quergestreiften Muskulatur (Rhabdomyolyse), bei denen die Tubuli durch ein Abbauprodukt des roten Muskelfarbstoffs Myoglobin blockiert werden (▸ Kap. 8.1).

Lithiumionen, die vor allem bei bipolaren Erkrankungen eingesetzt werden, wirken ebenfalls nephrotoxisch. Durch lokale Effekte (verringerte Bildung von Aquaporinen im Sammelrohr) nimmt die Fähigkeit der Niere zur Harnkonzentration ab (renaler Diabetes insipidus) – der Patient scheidet große Mengen Urin aus und verspürt entsprechend einen größeren Durst. Diese Effekte sind allerdings reversibel. Daneben kann Lithium aber auch noch auf anderen Wegen die Nieren schädigen, etwa indem es zu einer Atrophie der Tubuluszellen und im Zwischenzellraum zu einer vermehrten Bildung von Bindegewebe (interstitielle Fibrose) führt.

7.1.4 Risikofaktoren

Grundsätzlich erhöht sich das Risiko für Nierenschäden bei einer Therapie mit nephrotoxischen Substanzen mit steigender Dosierung, längerer Therapiedauer und Anzahl der Arzneistoffe mit Auswirkungen auf die Niere. Darüber hinaus sind auch besonders ältere Patienten gefährdet, Patienten mit vorbestehenden Nieren- oder Lebererkrankungen oder bei anderen Krankheiten, die die Nierenfunktion beeinträchtigen können (etwa Diabetes mellitus, Herzinsuffizienz, Volumenmangel) sowie bei akuten lebensbedrohlichen Erkrankungen (etwa Sepsis, Schock) und während oder nach Operationen.

7.1.5 Nierenschäden erkennen

Langsam verlaufende Nierenschäden verursachen in der Regel zu Beginn meist keine wahrnehmbaren Beschwerden. In späteren Stadien können Beschwerden wie Müdigkeit, Muskelkrämpfe, Übelkeit, Ödeme, Juckreiz oder ein Restless-Leg-Syndrom auftreten. Ähnliche Symptome können auch bei akuten Nierenschäden beobachtet werden. Während bei akutem Nierenversagen die ausgeschiedene Urinmenge abnimmt, bleibt sie bei leichteren Schäden der Nierenfunktion konstant oder nimmt sogar zu.

Bestehen bereits Einschränkungen der Nierenfunktion, sollten möglichst keine nephrotoxischen Medikamente zum Einsatz kommen. Um bei potentiell nephrotoxischen Substanzen eventuelle Nierenschäden frühzeitig erkennen zu können, wird eine regelmäßige Überwachung der Nierenfunktion empfohlen. In der Regel erfolgt das über eine Bestimmung des Serumkreatinins und die Berechnung der glomerulären Filtrationsrate anhand entsprechender Schätzformeln (etwa nach Cockcroft-Gault). Diese Überwachung ist deshalb wichtig, weil Nierenschäden in einem leichten Stadium eher reversibel sind als in einem fortgeschrittenen Stadium.

Satz für die Beratung

„Der Arzt will regelmäßig Ihre Nierenfunktion überwachen, damit er eventuelle Probleme schnell feststellen kann."

Das Wichtigste in Kürze

- Viele Arzneistoffe können die Nieren schädigen.
- Zu den wichtigsten Mechanismen gehören die Einschränkung des Blutflusses durch die Niere und direkt toxische Effekte auf die Nierenzellen.
- Bei der Behandlung mit potentiell nephrotoxischen Arzneistoffen sollte der Arzt regelmäßig die Nierenfunktion überwachen.
- In der Apotheke gehören nichtsteroidale Antiphlogistika und Hemmstoffe des RAAS zu den wichtigsten Arzneistoffen, die möglicherweise die Nierenfunktion beeinträchtigen können.

7.2 Nebenwirkungen an den Harnwegen

Unerwünschte Wirkungen an den Harnwegen können die Harnblase, aber auch den Urin betreffen, oder zu Infektionen führen.

7.2.1 Infektionen

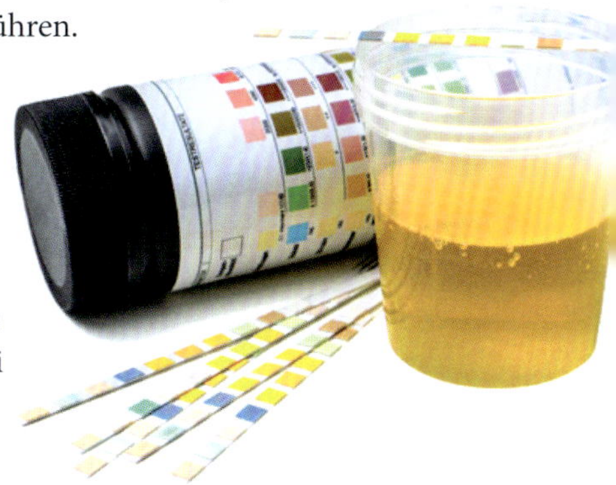

Abb. 7.1 SGLT-2-Inhibitoren wie Dapagliflozin werden mit einem erhöhten Risiko für Infektionen im Urogenitaltrakt in Verbindung gebracht.

Zu den häufigeren Nebenwirkungen am Urogenitaltrakt gehören Mykosen und andere Infektionen im Bereich der Harnwege (Harnwegsinfekte) und des Genitaltrakts – etwa eine Entzündung von Eichel und/oder Vorhaut beim Mann (Balanitis oder Balanoposthitis) oder eine Vulvovaginitis bei der Frau. Zu den wichtigsten Arzneistoffen, die solche Infektionen begünstigen, gehören SGLT-2-Hemmer wie Dapagliflozin oder Empagliflozin, die bei Typ-2-Diabetes eingesetzt werden: Die Arzneistoffe erhöhen die Ausscheidung von Glucose über den Urin und senken so den Blutzuckerspiegel. Gleichzeitig bekommen damit Bakterien, die Infektionen in den Harnwegen oder an den Geschlechtsorganen verursachen können, aber auch eine ideale Lebensgrundlage und können sich gut vermehren. Bemerken Patienten also Brennen beim Wasserlassen, starken Juckreiz oder Ausfluss im Genitalbereich, sollten sie zum Arzt gehen – denn die Infektionen müssen in einigen Fällen mit Antibiotika behandelt werden.

Satz für die Beratung

„Brennen beim Wasserlassen kann möglicherweise durch einen Harnwegsinfekt entstehen. Am besten gehen Sie damit zum Arzt."

7.2.2 Verfärbungen des Urins

Besorgt reagieren Patienten häufig auf Verfärbungen des Urins, die bei manchen Arzneistoffen vorkommen können (□ Tab. 7.2). In vielen Fällen sind diese aber harmlos und entstehen durch farbige Abbauprodukte des Wirkstoffs. Damit der Patient nicht irritiert wird, sollten Sie bei der Abgabe des Arzneimittels kurz darauf hinweisen. Bei Arzneistoffen, die die Leber schädigen können, kann ein dunkler Urin dagegen auf ernsthafte Nebenwirkungen hindeuten – dann sollte der Patient besser zum Arzt gehen. Bei Patienten, die mit Statinen behandelt werden, kann dunkler Urin möglicherweise ein Zeichen für eine Myopathie sein (▸ Kap. 8.1). Ein Arztbesuch ist auch sinnvoll bei rötlichen Urinverfärbungen bei Patienten, die Gerinnungshemmer einnehmen, denn dann kann die Verfärbung möglicherweise durch eine Blutung entstehen.

Satz für die Beratung

„Das Schmerzmittel kann den Urin rot verfärben, das ist aber harmlos."

Tab. 7.2 Auswahl von Arzneistoffen, die den Urin verfärben können (harmlose Verfärbungen)

Arzneistoff	Verfärbung
Entacapon	Rötlich-braun
Metronidazol	Rotbraun oder dunkel
L-Dopa	Leichte Rotfärbung
Tolcapon	Gelb
Metamizol	Rot
Bärentraubenblätter	Grünlich
Flupirtin	Grün

7.2.3 Störung der Blasenentleerung

Ist die Prostata durch eine benigne Hyperplasie oder ein Karzinom vergrößert, können Beschwerden beim Wasserlassen auftreten. Verstärkt werden solche Beschwerden beispielsweise durch anticholinerge Arzneistoffe, die den Tonus der Schließmuskulatur erhöhen und so ebenfalls zu Miktionsstörungen bis hin zum Harnverhalt führen können. Paradoxerweise kann sich in solchen Fällen eine sogenannte „Überlauf-Inkontinenz“ manifestieren, wenn sich der aufgestaute Urin mit Druck einen Weg ins Freie sucht. Bei Patienten mit einer Prostatahyperplasie sind anticholinerge Wirkstoffe deshalb kontraindiziert – darauf sollten Sie in der Selbstmedikation besonders bei der Abgabe von älteren Antihistaminika achten (etwa in Kombinations-Grippemitteln oder nicht-verschreibungspflichtigen Schlafmitteln).

Satz für die Beratung

„Dieses Schlafmittel kann Ihre Beschwerden beim Wasserlassen noch verstärken. Ich würde Ihnen gerne eine Alternative empfehlen."

Eine Reihe von Arzneimitteln können dazu beitragen, dass sich Symptome einer Harninkontinenz verstärken oder erst bemerkbar machen. Das gilt besonders bei älteren Patienten, die eventuelle Nebenwirkungen von Medikamenten in der Regel schlechter als jüngere Menschen kompensieren können. So können sedierende Medikamente dazu führen, dass der Patient den Harndrang schlechter wahrnimmt und eventuell nicht schnell genug zur Toilette gelangt. Auch aus diesem Grund sind Schlafmittel besonders bei älteren Menschen problematisch.

Satz für die Beratung

„Sprechen Sie wegen der Blasenbeschwerden mit dem Arzt, dann nehmen Sie unbedingt auch alle Medikament mit, die Sie derzeit einnehmen."

Arzneimittel, die die Harnmenge erhöhen, können besonders dann zu Problemen führen, wenn bereits eine manifeste Inkontinenz besteht. Dazu gehören etwa Diuretika, die bei Hypertonie, aber auch zur Ausschwemmung von Ödemen eingesetzt werden. Um zumindest nächtlichen Harndrang zu vermeiden, sollten die Patienten bei der Hypertonie-Behandlung – wenn nicht anderes verordnet – Diuretika möglichst morgens einnehmen.

Die Fähigkeit, Urin zu halten, wird entscheidend durch die Muskelspannung des Blasenschließmuskels beeinflusst. Verschiedene Psychopharmaka, etwa Clozapin oder einige Benzodiazepine, verringern den Schließmuskeltonus (vermutlich über eine Blockade von α-Rezeptoren) und fördern so eine Inkontinenz. Ähnliche Effekte können auch beim Einsatz von α_1-Blockern wie Doxazosin auftreten. Umgekehrt erhöhen Acetylcholinesterasehemmer wie Donepezil die Kontraktilität der Blasenmuskulatur und verstärken auf diese Weise eine Dranginkontinenz.

Neben direkten Auswirkungen auf die Steuerung der Blasenfunktion können auch indirekte Effekte eine Inkontinenz fördern. Dazu gehören Nebenwirkungen, die zu einem erhöhten Druck im Bauchraum führen. Deshalb können beispielsweise ACE-Hemmer, die zu Reizhusten führen, oder Opioide, die eine Obstipation verursachen, sich ebenfalls negativ auf eine Inkontinenz auswirken.

7.3 Nebenwirkungen am Genitaltrakt

Durch Nebenwirkungen von Arzneimittel können sowohl die Sexualität als auch die Fruchtbarkeit leiden. Entsprechende Probleme sind sowohl beim Mann als auch bei der Frau möglich. Dazu gehören neben einer verringerten Zeugungs- beziehungsweise Empfängnisfähigkeit auch Auswirkungen auf die Sexualfunktion.

Einige Arzneistoffe beeinflussen direkt die Bildung von Keimzellen, also Spermien und Eizellen. Zu den bekanntesten gonadotoxischen Wirkstoffen gehören Zytostatika, die bei Krebserkrankungen eingesetzt werden. In einigen Fällen ist es möglich, vor der Chemotherapie Keimzellen zu kryokonservieren (unter Tiefkühlbedingungen lagern), um Optionen für die Familienplanung nach der überstandenen Krebserkrankung zu erhalten. Allerdings können auch andere Substanzen ähnliche Nebenwirkungen haben, etwa einige Immunsuppressiva, die beispielsweise bei Autoimmunerkrankungen eingesetzt werden (Azathioprin, Methotrexat). Auch für SSRI und Calciumantagonisten werden mit Auswirkungen auf die männliche Fruchtbarkeit in Verbindung gebracht, vor allem im Hinblick auf eine verschlechtere Spermienqualität. Dieser Effekt ist nach Absetzen des Medikaments jedoch häufig reversibel.

Daneben können Arzneistoffe auch die Regelkreise der Sexualhormone verändern. Bekannt ist das etwa für die missbräuchliche Anwendung von Testosteron zu Doping-Zwecken: Durch die vermehrte Zufuhr wird die Ausschüttung von luteinisierendem Hormon (LH) unterdrückt, sodass auch die Spermatogenese gestört wird.

7

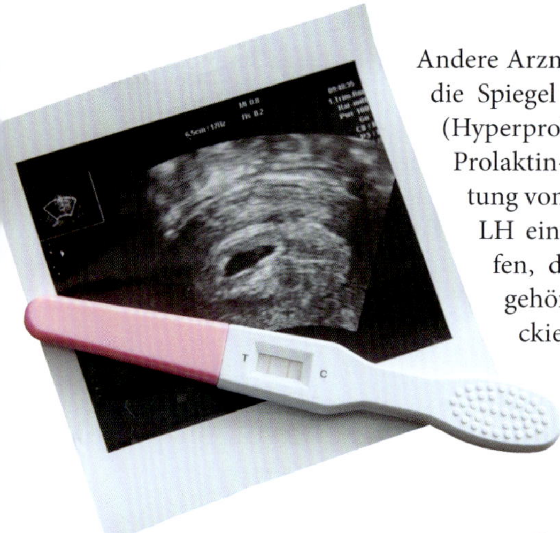

Andere Arzneistoffe können die Fertilität stören, weil sie die Spiegel des Hormons Prolaktin im Blut erhöhen (Hyperprolaktinämie). Bei der Frau hemmen erhöhte Prolaktin-Spiegel die Ovulation, weil sie die Ausschüttung von FSH (follikelstimulierendem Hormon) und LH einschränken. Zu den wichtigsten Arzneistoffen, die die Prolaktin-Spiegel im Blut erhöhen, gehören Neuroleptika wie Risperidon. Sie blockieren Dopamin-Rezeptoren im ZNS, deren Stimulation die Prolaktin-Bildung hemmt. Bei verringerter Stimulation nimmt also die Prolaktin-Ausschüttung zu, die Spiegel im Blut steigen an.

Abb. 7.2 Einige Arzneistoffe können die Fertilität beeinträchtigen.

Satz für die Beratung

„Zeigen Sie Ihrer Gynäkologin auch alle Medikamente, die Sie einnehmen, wenn Sie mit Ihr über die Kinderwunschbehandlung sprechen."

Außer auf die Fruchtbarkeit können Arzneimittel auch Auswirkungen auf die verschiedenen Phasen der sexuellen Reaktion haben wie sexuelles Verlangen (Libido), Erregung (Erektion beim Mann, vermehrte Durchblutung der Geschlechtsorgane und erhöhte Produktion von Vaginalsekret bei der Frau) und Orgasmus, inklusive der Ejakulation beim Mann. In diesen Phasen üben verschiedene Hormone und Neurotransmitter wichtige Einflüsse aus (Tab. 7.3). Beeinflussen Arzneimittel die Produktion oder Aktivität dieser Botenstoffe, können entsprechende Probleme entstehen.

Neuroleptika greifen nicht über die gesteigerte Prolaktinfreisetzung, sondern auch über ihre antidopaminerge Wirkung in die Sexualfunktion ein. Bei dopaminergen Arzneistoffen, die zur Behandlung eines Morbus Parkinson eingesetzt werden, kommen jedoch die entgegengesetzten Effekte zum Tragen: So können sich Impulskontrollstörungen auch in einer gesteigerten Libido (Hypersexualität) zeigen.

Bei Antidepressiva werden vor allem die stimulierenden Einflüsse auf das serotonerge System für einen Verlust von Libido und Erregbarkeit verantwortlich gemacht. Jedoch gibt es bei Psychopharmaka auch andere Mechanismen: Ältere Antiepileptika wie Carbamazepin, die als Enzyminduktoren wirken, sollen die Konzentration von sexualhormonbindendem Globulin im Blut erhöhen, wodurch die Konzentration von freien Sexualhormonen sinkt.

Antiandrogene Effekte entstehen bei Arzneimitteln, die für die Behandlung des Prostatakarzinoms eingesetzt werden und den Testosteronspiegel senken.

Tab. 7.3 Einfluss von Hormonen, Neurotransmitter und Mediatoren auf die Phasen der sexuellen Reaktion. Auswahl, nach La Torre 2013

Libido	Erregbarkeit/Erektion	Orgasmus/Ejakulation
Dopamin +	Dopamin +	Serotonin –
Testosteron +	Testosteron +	Noradrenalin +
Estrogen +	Estrogen +	
Prolaktin –	NO (Stickstoffmonoxid) +	
Serotonin –	Acetylcholin +	
	Noradrenalin +	
	Serotonin –	

+ stimulierender Einfluss, – hemmender Einfluss

Dadurch können Libido und Erregbarkeit sinken. Gleiches gilt auch für 5α-Reduktasehemmer wie Finasterid oder Dutasterid. Antiandrogene Wirkungen sind auch für Spironolacton, Ketoconazol und Glucocorticoide bekannt. Der α_1-Inhibitor Tamsulosin wird mit Ejakulationsstörungen in Verbindung gebracht.

Bei Antihypertonika wie Betablockern, Thiaziddiuretika und zentral wirksamen Blutdruckmitteln wie Clonidin treten vor allem Erektionsstörungen auf. Die genauen Mechanismen sind nicht vollständig geklärt, diskutiert werden Einflüsse wie eine verringerte Durchblutung oder Effekte auf die glatte Muskulatur der penilen Blutgefäße.

Tamoxifen und Aromataseinhibitoren die etwa bei der Behandlung eines Mammakarzinoms zu Einsatz kommen, hemmen die Wirkung von Estrogen und damit auch die Produktion von Vaginalsekret. Viele Frauen leiden deshalb bei der Behandlung mit diesen Arzneistoffen unter vaginaler Trockenheit, was auch zu Schmerzen beim Geschlechtsverkehr führen kann.

Bei vielen Problemen mit der Sexualfunktion ist es nicht einfach herauszufinden, ob die zugrunde liegende Erkrankung, etwa Depressionen, Hypertonie oder Arteriosklerose, für einen Libidoverlust oder Erektionsstörungen verantwortlich ist oder es sich tatsächlich um eine Nebenwirkung der Medikation handelt.

Das Wichtigste in Kürze

- SGLT-2-Inhibitoren wie Dapagliflozin erhöhen das Risiko für Infektionen im Urogenitaltrakt.
- Urinverfärbungen können harmloser Natur sein, aber auch durch Leberschädigungen oder Blutungen in den Harnwegen entstehen.
- Anticholinerge Wirkstoffe können bei Patienten mit Prostatahyperplasie die Probleme bei der Blasenentleerung verstärken.
- Verschiedene Medikamente können eine Inkontinenz fördern oder verstärken.
- Sexualität und Fruchtbarkeit können durch Arzneimittel beeinträchtigt werden.

8 Nebenwirkungen am Bewegungssystem

Damit wir uns bewegen können, müssen viele Strukturen des Körpers richtig zusammenarbeiten. Wichtig sind etwa die Funktionalität von Muskeln und Gelenken, die Stabilität der Knochen und die Steuerung im zentralen Nervensystem. Allerdings können alle diese Strukturen auch durch unerwünschte Wirkungen einer Arzneitherapie beeinträchtigt werden.

In der Selbstmedikation spielen vor allem Schmerzen an der Muskulatur eine Rolle. Jedoch ist es wichtig, dass Sie nicht automatisch davon ausgehen, dass lediglich eine körperliche Überlastung dafür verantwortlich ist. Gerade bei älteren Patienten sollten Sie auch an eine mögliche Nebenwirkung von Arzneimitteln denken (◘ Tab. 8.1). Auch andere Beschwerden am Bewegungsapparat, etwa schmerzende Gelenken oder brüchige Knochen, werden in manchen Fällen durch Medikamente hervorgerufen oder verstärkt.

◘ **Tab. 8.1** Arzneistoffe mit Nebenwirkungen am Bewegungssystem (Auswahl)

Betroffene Struktur	Beispiel-Arzneistoff(gruppen)
Muskulatur	Statine, Diuretika (bei Hypokaliämie)
Gelenke	Sirolimus, Anastrozol, Exemestan, Interferone
Knochen	Glucocorticoide, Antiandrogene/-estrogene, Antiepileptika
Zentrale Bewegungssteuerung	Neuroleptika, Metoclopramid

8.1 Beschwerden an der Muskulatur

Auf welchem Weg Arzneistoffe die Muskeln schädigen, ist bisher nicht vollständig geklärt. Für manche Substanzen wird vermutet, dass Auswirkungen auf den Stoffwechsel der Muskelzellen für die Schädigung verantwortlich sind, bei anderen dagegen Störungen des Elektrolytstoffwechsels oder immunologische Reaktionen. Auch das Ausmaß der unerwünschten Wirkungen kann sehr unterschiedlich sein und reicht von leichten Schmerzen und Krämpfen bis hin zu lebensgefährlichen Schäden an der Skelettmuskulatur (Rhabdomyolyse).

Zu den wichtigsten Wirkstoffen, bei denen Muskelschäden (Myopathien) auftreten können, gehören Statine. Besonders gefährdet sind Patienten im höheren Lebensalter, mit einer unzureichend behandelten Unterfunktion der Schilddrüse sowie Niereninsuffizienz. Auch bei erblichen Muskelerkrankungen ist das Risiko erhöht, ebenso beim Einsatz von höheren Statin-Dosierungen oder einer Comedikation, die die Statin-Spiegel im Blut erhöht (etwa Azol-Antimykotika, einige Makrolid-Antibiotika). Ebenso kann die Interaktion mit Grapefruitsaft bei einer Statin-Therapie das Risiko für Nebenwirkungen an der Muskulatur erhöhen. Muskelschwäche und -krämpfe können auch bei einer Diuretika-Therapie auftreten, wenn die Kaliumspiegel erniedrigt sind (Hypokaliämie).

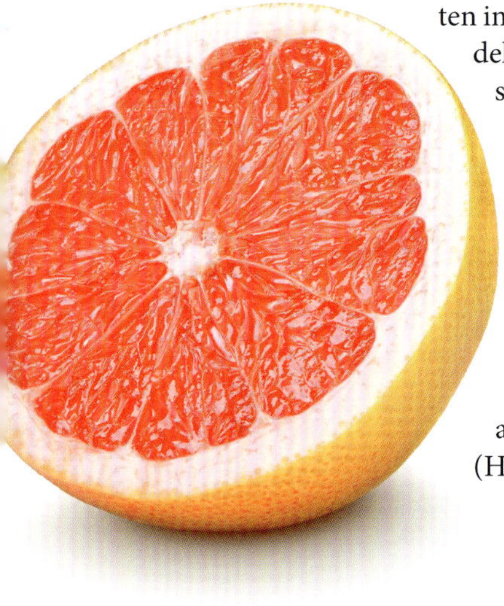

Abb. 8.1 Grapefruits können die Wirkung vieler Arzneimittel verstärken.

Satz für die Beratung

„Bitte trinken Sie während der Behandlung mit dem Blutfettsenker keinen Grapefruitsaft, weil dadurch das Risiko für Nebenwirkungen steigt."

Besonders bei einer Statin-Therapie ist es wichtig, dass die Patienten mögliche Anzeichen einer Muskelschädigung erkennen und dann gleich zum Arzt gehen. Verdächtige Symptome sind vor allem unerklärliche Muskelschmerzen, die nicht auf übermäßige körperliche Belastung zurückzuführen sind, und dunkel verfärbter Urin, der durch Abbauprodukte des roten Muskelfarbstoffs Myoglobin entsteht. Der Arzt wird dann in der Regel die Kreatinkinase-Werte kontrollieren. Dieses Enzym ist am Energiestoffwechsel der Muskulatur beteiligt und dient als Marker für eine mögliche Muskelschädigung. Bei Bedarf kann der Arzt dann die Dosis reduzieren oder auf ein alternatives Medikament ausweichen. Ob sich durch die Gabe von Coenzym Q das Myopathierisiko senken lässt, ist bisher nicht ausreichend belegt. Gleiches gilt auch für pharmakogenetische Untersuchungen, die testen, ob bestimmte Varianten in Genen für Transportproteine von Statinen vorliegen (▸ Kap. 1.3.4).

Satz für die Beratung

„Wenn Sie sich nicht erklären können, woher die Muskelschmerzen kommen, gehen Sie vorsichtshalber besser zum Arzt."

Sehr häufig werden Muskelbeschwerden auch als Nebenwirkung in den Fachinformationen von Präparaten mit Carvedilol genannt; häufig bei Arzneimitteln, die Ramipril, Risperidon oder Citalopram enthalten.

8.2 Beeinträchtigte Gelenke

Schmerzen oder eine eingeschränkte Beweglichkeit der Gelenke können bei vielen immunologischen Reaktionen auf eine Arzneimittelgabe entstehen, aber auch durch andere Mechanismen, die noch nicht vollständig verstanden sind. Sehr häufig ist eine Arthralgie beispielsweise bei einer Behandlung mit dem Aromatasehemmer Anastrozol oder mit Interferonen beschrieben. Erhöhen Arzneistoffe die Harnsäure-Konzentration im Blut (etwa Thiaziddiuretika oder Ciclosporin), kann bei entsprechender Disposition des Patienten ein Gichtanfall ausgelöst werden, der sich mit schmerzhaften Gelenkschwellungen äußert. Entzündungen nach Injektionen in ein Gelenk können ebenfalls zu Gelenkproblemen führen.

Im August 2015 hat die US-amerikanische Arzneimittelbehörde FDA einen Sicherheitshinweis herausgegeben, dass bei einer Therapie mit DPP-4-Hemmern (Gliptinen) schwere und aktivitätseinschränkende Gelenkbeschwerden entstehen können. Die Reaktion kann bereits kurze Zeit nach Therapiebeginn, aber auch bis zu einem Jahr später auftreten. In Einzelfällen war bei betroffenen Patienten sogar ein Krankenhausaufenthalt notwendig. Nach Absetzen der Medikation verschwanden die Gelenkbeschwerden wieder. Für einen kausalen Zusammenhang spricht, dass bei einigen Patienten bei erneuter Therapie mit einem DPP-4-Hemmer die Gelenkbeschwerden auch wieder auftraten. Die Fachinformationen für Saxagliptin (in Kombination mit Metformin) nennen Arthralgien als gelegentliche Nebenwirkungen, bei Sitagliptin werden Arthralgie und Arthropathie als Nebenwirkungen mit unbekannter Häufigkeit aufgeführt. Bemerken Patienten bei einer solchen Therapie Schmerzen oder Funktionalitätseinschränkungen in den Gelenken, sollten sie mit ihrem Arzt Rücksprache halten.

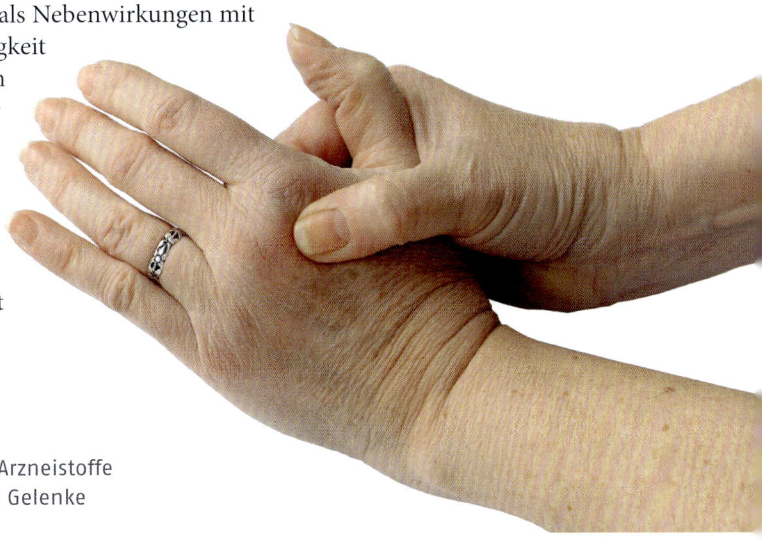

Abb. 8.2 Bestimmte Arzneistoffe können Einfluss auf die Gelenke nehmen.

8.3 Schäden an den Knochen

Eine Reihe von Arzneistoffen kann auch die Stabilität der Knochen beeinflussen und das Risiko für Frakturen erhöhen. Daran können verschiedene Mechanismen beteiligt sein, etwa ein erhöhter Knochenumsatz, die Hemmung des Knochenaufbaus sowie ein Einfluss auf die Knochenmineralisation. Außerdem kann auch eine Beeinflussung des Stoffwechsels von Vitamin D und Calcium zu Knochenerkrankungen wie einer Osteoporose oder einer Osteomalazie beitragen.

Bekannt ist die Nebenwirkung Osteoporose etwa für Glucocorticoide: Im Organismus sorgen sie dafür, dass Leistungsreserven bereitgestellt werden. Dazu bauen sie körpereigene Substanzen ab, etwa auch die Knochen. Das Risiko für diese Nebenwirkung steigt vor allem bei systemischer Gabe über einen längeren Zeitraum (länger als drei Monate) – auch schon in geringeren Dosierungen (etwa ab einer Dosis von 2,5 mg Prednisolonäquivalent). Ähnliche Nebenwirkungen treten auch bei einer Therapie mit Antiandrogenen (etwa bei Prostatakarzinom) oder Aromatasehemmern (bei Brustkrebs) auf. Ein erhöhtes Risiko für Knochenschwund und Mineralisierungsstörungen besteht ebenfalls bei einigen Antiepileptika wie Carbamazepin, Phenytoin oder Valproinsäure.

Bei einer Behandlung mit möglicherweise knochenschädigenden Arzneistoffen sollte immer das individuelle Risiko berücksichtigt werden – so empfiehlt es die aktuelle Leitlinie zur Prophylaxe und Therapie der Osteoporose. Je nach Konstellation kann dann etwa bei einer längerfristigen Glucocorticoid-Therapie eine Behandlung mit Bisphosphonaten notwendig werden. In jedem Fall sollten die Patienten auf eine ausreichende Versorgung mit Calcium und Vitamin D achten, bei Bedarf kann auch eine Supplementierung sinnvoll sein.

Satz für die Beratung

„Hat der Arzt mit Ihnen darüber gesprochen, dass Sie auf eine ausreichende Versorgung mit Calcium und Vitamin D achten sollen?"

Auch Arzneistoffe, die zur Behandlung einer Osteoporose eingesetzt werden, können paradoxerweise den Knochen schädigen, etwa Bisphosphonate oder Denosumab. Zu den seltenen, aber gravierenden Nebenwirkungen gehören atypische Brüche des Oberschenkels (Femurfrakturen) sowie Osteonekrosen des Kiefers. Diese Nebenwirkungen treten bei parenteraler Gabe von Bisphosphonaten, etwa zur Behandlung von Knochenmetastasen bei Krebserkrankungen, häufiger auf als bei oraler Therapie. Das Risiko steigt mit zunehmender Behandlungsdauer. Symptome einer atypischen Femurfraktur sind Schmerzen, Schwäche oder Beschwerden in Oberschenkel, Hüfte und Leiste, die ohne äußere Einwirkungen (etwa einen Sturz) auftreten. Besonders gefährdet für Kieferosteonekrosen sind Patienten nach einem zahnärztlichen Eingriff sowie bei Schleimhautschäden (etwa durch eine drückende Prothese). Bei einer Therapie mit den entsprechenden Substanzen sollten die Patienten also auf eine gute Mundhygiene achten und den Zahnarzt auf die Behandlung hinweisen. Treten Probleme im Mundraum oder mit den Zähnen auf, etwa lockere Zähne, Schmerzen, Schwellungen, wunde Stellen, die nicht heilen oder Ausfluss, sollte der Patient unverzüglich mit seinem Arzt und Zahnarzt sprechen, da diese Symptome Anzeichen einer Kieferosteonekrose sein können.

Satz für die Beratung

„Bei der Behandlung mit dem Osteoporose-Mittel sollten Sie immer auf eine gute Mundhygiene achten."

8.4 Fehlsteuerung im ZNS

Neben unerwünschten Wirkungen an den peripheren Strukturen des Bewegungsapparats kann auch die zentrale Steuerung der Bewegung durch Medikamente beeinflusst werden. Neuroleptika und Antiemetika wie Metoclopramid wirken antagonistisch an zentralen Dopaminrezeptoren und können so Symptome verursachen, die einem Morbus Parkinson ähneln (Parkinsonoid, extrapyramidal-motorische Symptome): verlangsamte Bewegungsabläufe, Zittern, erhöhter Muskeltonus. Besonders gefährdet sind ältere Patienten, besonders mit dementiellen Störungen – bei denen in Pflegeheimen aber nicht selten Neuroleptika bei Verhaltensauffälligkeiten eingesetzt werden. Wenn Ihre Apotheke ein Pflegeheim versorgt, gehört ein Hinweis auf diesen Zusammenhang deshalb zu den wichtigen Präventionsmaßnahmen.

Satz für die Beratung

„Bitte sprechen Sie mit dem Arzt darüber, ob das Beruhigungsmittel für Ihren Vater wirklich nötig ist."

Das Wichtigste in Kürze

- Zu den wichtigsten Arzneistoffen, die die Muskulatur schädigen können, gehören Statine.
- Ein erhöhtes Risiko entsteht durch Interaktionen, die die Blutspiegel der Statine erhöhen, zum Beispiel mit Grapefruitsaft.
- Bei unerklärlichen Muskelschmerzen oder Schwäche der Muskulatur sollten die Patienten ihren Arzt kontaktieren.
- Glucocorticoide erhöhen das Risiko für eine Osteoporose. Die Patienten sollten auf eine ausreichende Versorgung mit Calcium und Vitamin D achten.
- Neuroleptika können besonders bei älteren Patienten mit Demenz zu Parkinson-ähnlichen Nebenwirkungen führen.

9 Nebenwirkungen mit Folgen für Stoffwechsel und Hormone

Gewichtszunahme, Verschlechterung von Glucose- und Blutfettwerten, Störungen der Schilddrüsenfunktion: Es gibt eine Reihe von Arzneistoffen, bei denen solche Nebenwirkungen bekannt sind.

Werden Patienten mit Arzneistoffen behandelt, die Auswirkungen auf den Stoffwechsel oder bestimmte Hormone haben, sollten sie davon wissen. Einige entsprechende Nebenwirkungen werden in diesem Kapitel beschrieben, andere sind wegen ihrer Symptome vorhergehenden oder folgenden Kapiteln zugeordnet, etwa Auswirkungen auf die Geschlechtshormone (▸ Kap. 7.3), Aldosteron (▸ Kap. 10.2) oder Adiuretin (▸ Kap. 10.1).

Weil mögliche Nebenwirkungen die Gesundheit des Patienten beeinträchtigen können, ist es wichtig, auf mögliche Kontraindikationen und Vorsichtsmaßnahmen zu achten. Zusätzlich wird der Arzt auch bei jedem Besuch ein Augenmerk auf entsprechende Beschwerden legen (etwa Gewichtszunahme) und bei Bedarf entsprechende Laborkontrollen durchführen. Bei einer Reihe von Arzneistoffen werden auch entsprechende Routine-Kontrollen empfohlen (◘ Tab. 9.1). Detaillierte Informationen liefern dazu in vielen Fällen auch die Fachinformationen.

◘ **Tab. 9.1** Beispiele für empfohlene Routine-Kontrollen bei Hormonen und Stoffwechsel-Parametern

Arzneistoff	Kontrolle von
Olanzapin	Blutzucker nach 3 Monaten, danach jährlich
Amiodaron	TSH halbjährlich
Risperidon	Blutzucker jährlich
Lithium	TSH zu Beginn wöchentlich, nach dem 1. Behandlungsmonat vierwöchentlich, nach dem 6. Monat einmal jährlich
Glucocorticoide > 7,5 mg Prednisolonäquivalent	Blutzucker viertel- bis halbjährlich

Die Angaben stellen nur eine Auswahl dar und werden von der Deutschen Gesellschaft für Allgemeinmedizin und Familienmedizin empfohlen. Bei anderen Fachgesellschaften und in manchen Fällen auch in den Fachinformationen können sich abweichende Angaben finden.

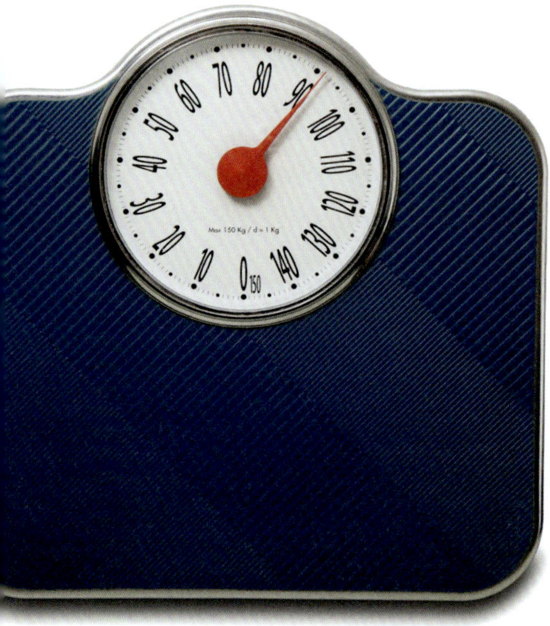

Abb. 9.1 Patienten, die mit gewichtssteigernden Wirkstoffen behandelt werden, sollten ihr Körpergewicht im Blick behalten.

9.1 Auswirkungen auf das Gewicht

Gewichtszunahme als Nebenwirkung entsteht in vielen Fällen durch Arzneimittel, die den Appetit verstärken. Treten gleichzeitig auch noch sedierende Effekte auf, verbrauchen die Patienten weniger Kalorien. Auf solche Mechanismen sind vermutlich die entsprechenden Nebenwirkungen einiger Psychopharmaka zurückzuführen, etwa Neuroleptika (ausgeprägt etwa bei Clozapin oder Olanzapin) oder auch einige Antidepressiva (beispielsweise Amitryptilin oder Clomipramin). Andere Arzneistoffe dagegen können zu Einlagerungen von Wasser (etwa höher dosierte Estrogene) oder Fett (HIV-Therapeutika, vor allem Proteasehemmer) führen. Bei solchen Nebenwirkungen sollten die Patienten regelmäßig ihr Gewicht kontrollieren, auf eine angepasste Nahrungszufuhr achten und körperlich aktiv sein.

Satz für die Beratung

„Viele Patienten nehmen zu, wenn sie dieses Arzneimittel einnehmen. Achten Sie deshalb auf Ihre Ernährung und ausreichend Bewegung."

9.2 Einfluss auf den Glucosestoffwechsel

Einige Arzneistoffe können auch das Risiko für eine verschlechterte Glucosetoleranz und die Manifestation eines Diabetes mellitus erhöhen. Solche Effekte sind am ehesten zu erwarten, wenn die Patienten bereits eine entsprechende Disposition mitbringen (etwa vorbestehendes metabolisches Syndrom) und die Therapie systemisch mit höherer Dosierung über einen längeren Zeitraum erfolgt. Die Mechanismen können dabei sehr unterschiedlich sein: Neben gewichtserhöhenden Medikamenten gibt es auch Arzneistoffe, die die Verwertung von Glucose in peripheren Geweben wie der Muskulatur verringern. Dazu gehören etwa die Glucocorticoide. Daneben steigern diese Arzneistoffe aber auch die Glucosebildung in der Leber. Für die Calcineurin-Inhibitoren Ciclosporin und Tacrolimus wird vermutet, dass sie direkt die Betazellen schädigen können und auch die Synthese und Ausschüttung von Insulin beeinträchtigen. Auch einige Proteaseinhibitoren greifen in den Glucosestoffwechsel ein. Sie hemmen einen Glucosetransporter und damit die Glucoseaufnahme ins Gewebe. Außerdem können sie auch durch Einfluss auf den Fettstoffwechsel eine Insulinresistenz fördern. Eine größere Anzahl verschiedener Mechanismen wird für Valproinsäure angenommen, etwa Eingriffe in Steuerungssysteme, die den Energiestoffwechsel regulieren, aber auch periphere Effekte auf die Insulinausschüttung, den Fett- und Glucosestoffwechsel.

Satz für die Beratung

„Während der Cortison-Behandlung sollten Sie besonders regelmäßig Ihren Blutzucker messen."

Ungünstige Auswirkungen auf den Glucosestoffwechsel sind auch von Thiaziddiuretika und Betablockern bekannt. Vor allem unselektive Betablocker beeinträchtigen die Glucoseverwertung in peripheren Geweben, bei β_1-selektiven Betablockern ist diese Wirkung weniger ausgeprägt. Allerdings sollte man berücksichtigen, dass die Selektivität in höheren Dosierungen verloren geht. Thiaziddiuretika können die Insulinresistenz von Leberzellen verstärken und so die Ausschüttung von Glucose aus der Leber unabhängig vom Insulinspiegel stimulieren. Aus diesem Grund werden Thiaziddiuretika und Betablocker als Erstlinien-Antihypertonika bei Patienten mit metabolischem Risiko eher zurückhaltend eingesetzt, wenn nicht Begleiterkrankungen wie Herzinsuffizienz oder koronare Herzkrankheit die Anwendung nahelegen – in solchen Fällen überwiegt der Nutzen in der Regel das Risiko.

Umgekehrt können Arzneistoffe aber auch den Blutzucker senken. Diese Mechanismen spielen für gesunde Menschen in der Regel keine Rolle, da bei ihnen die Gegenregulation gut funktioniert. Problematisch können solche Nebenwirkungen aber für Diabetiker sein, die bereits blutzuckersenkende Medikamente einnehmen. Durch Interaktionen kann das Risiko für eine Hypoglykämie ansteigen.

Das gilt etwa für Salicylate, die in Dosierungen von zwei bis drei Gramm täglich den Blutzuckerspiegel senken können. Daran sind vermutlich mehrere Mechanismen, wie eine direkte Hemmung der Lipolyse und eine Verbesserung der Glucosetoleranz, beteiligt. Die ABDA-Datenbank weist darauf hin, dass Diabetiker unter einer hochdosierten Salicylat-Therapie regelmäßig den Blutzucker messen und die Medikation bei Bedarf entsprechend anpassen sollten. In der Praxis ist eine solche Therapie jedoch eher selten.

Klinisch wesentlich relevanter ist dagegen die Interaktion mit Betablockern, die die sympathikusvermittelte Gegenregulation einer Hypoglykämie beeinflussen. Besonders unselektive Betablocker „maskieren" die typischen Warnzeichen Zittern und Herzklopfen (über eine Blockade der β_1-Rezeptoren) und verzögern den Blutzuckeranstieg (über eine Hemmung der β_2-Rezeptoren in der Leber). Die Symptome Schwitzen und Heißhunger verstärken sich aber zumeist, da sie nicht über adrenerge, sondern cholinerge Rezeptoren vermittelt werden. Für Diabetiker sind β_1-selektive Betablocker besser geeignet, da sie in niedriger Dosierung die Glucosebildung und -freisetzung in der Leber nicht beeinflussen. In höheren Dosierungen verliert sich jedoch die Selektivität. Wichtig ist in jedem Fall ein Hinweis an die Patienten, dass sich die Anzeichen einer Unterzuckerung verändern können. Die Interaktion kann übrigens auch bei Augentropfen mit Betablockern auftreten.

Auch weitere Arzneistoffe können die Wirksamkeit von Antidiabetika verstärken. Deshalb empfiehlt sich ein ausführlicher Interaktionscheck, um das Risiko für Hypoglykämien rechtzeitig erkennen zu können. Gerade zu Beginn oder zum Ende einer Therapie mit entsprechenden Arzneistoffen ist es sinnvoll, den Blutzuckerspiegel häufiger als sonst zu messen.

9.3 Einfluss auf Blutlipide

Viele Arzneistoffe, die in den Glucosestoffwechsel eingreifen, haben auch Auswirkungen auf andere metabolische Prozesse. So sind etwa für Thiaziddiuretika, HIV-Proteasehemmer, Immunsuppressiva und einige Psychopharmaka auch Störungen des Lipidstoffwechsels bekannt. Bei den Thiaziddiuretika scheint es sich dabei vor allem um kurzfristige Effekte zu handeln, die sich im Laufe der weiteren Behandlung wieder zurückbilden. Bei der Behandlung mit einigen Proteasehemmern gehört eine Überwachung der Lipidwerte dagegen zum regelmäßigen Kontrollprogramm.

Satz für die Beratung

„Der Arzt nimmt Ihnen deshalb so häufig Blut ab, weil das neue Medikament Auswirkungen auf die Blutfettwerte haben kann."

9.4 Erhöhung der Harnsäurewerte

In einigen Fällen können Arzneistoffe auch die Harnsäurespiegel und damit das Risiko für einen Gichtanfall bei Patienten mit entsprechender Veranlagung erhöhen. Das bekannteste Beispiel sind Thiaziddiuretika: Sie stimulieren im proximalen Tubulus der Nierenkörperchen die Rückresorption von Harnsäure und lassen so die Blutspiegel steigen. Ähnliche Probleme können aber auch bei einigen Proteaseinhibitoren, Theophyllin oder Ciclosporin auftreten.

9.5 Auswirkungen auf die Schilddrüse

Lithiumsalze gehören zu den Wirkstoffen, die die Arbeit der Schilddrüse beeinträchtigen können. Der Arzneistoff hemmt die Freisetzung von Schilddrüsenhormonen aus den Thyreozyten und kann so bei der üblichen längerfristigen Behandlung zu einer Hypothyreose führen. Das Klasse-III-Antiarrhythmikum Amiodaron enthält organisch gebundenes Iod, das im Laufe der Metabolisierung freigesetzt wird. Dadurch wird die Schilddrüse zur Bildung von Schilddrüsenhormonen angeregt; in manchen Fällen entstehen aber auch Entzündungen, durch die vermehrt Schilddrüsenhormone freigesetzt werden. Paradoxerweise kann die hohe Iod-Dosis aber auch dazu führen, dass die Bildung von Schilddrüsenhormonen behindert wird: Dann kommt es zu einer Hypothyreose. Auch bei der Behandlung mit Interferonen können sowohl Über- als auch Unterfunktionen der Schilddrüse resultieren, die meist durch autoimmune Prozesse entstehen.

Eine Hyperthyreose kann auch durch iodhaltige Röntgenkontrastmittel oder Desinfektionsmittel ausgelöst werden. Bei Patienten mit manifesten Überfunktionen der Schilddrüse dürfen sie deshalb nicht oder nur mit bestimmten Vorsichtsmaßnahmen eingesetzt werden.

Satz für die Beratung

„Wenn Sie Probleme mit einer Schilddrüsenüberfunktion haben, würde ich Ihnen ein anderes Desinfektionsmittel empfehlen."

9.6 Folgen für die Nebennierenrinde

Neben der Schilddrüse können auch andere endokrine Organe in ihrer Funktion gestört werden. Ein klassisches Beispiel für Auswirkungen auf die Nebennierenrinde sind Glucocorticoide: Bei einer länger anhaltenden systemischen hochdosierten Therapie nimmt die endogene Produktion von Cortisol deutlich ab. Um die Suppression gering zu halten, sollten die Patienten die Dosis möglichst am frühen Morgen einnehmen. Am Ende der Therapie darf das Glucocorticoid nicht abrupt abgesetzt werden. Vielmehr ist es sinnvoll, die Dosis langsam zu reduzieren, sodass die Nebennierenrinde ihre Produktion entsprechend den Blutspiegeln wieder anpassen kann.

Satz für die Beratung

„Der Arzt hat Ihnen hier aufgeschrieben, wie Sie die Cortison-Dosis nach und nach senken sollen – bitte setzen Sie die Tabletten nicht abrupt ab."

9

Das Wichtigste in Kürze

- Arzneistoffe, die zu vermehrtem Appetit führen, können eine Gewichtszunahme verursachen.
- Die Patienten sollten dann auf eine reduzierte Kalorienzufuhr und ausreichend Bewegung achten.
- Besondere Aufmerksamkeit sollten Patienten mit metabolischem Risiko bekommen, wenn sie mit diabetogenen Arzneistoffen behandelt werden.
- HIV-Proteasehemmer beeinflussen viele metabolische Prozesse und wirken sich etwa auf den Glucose-, Lipid- und Harnsäurestoffwechsel aus.
- Bei vielen Arzneistoffen mit Auswirkungen auf Stoffwechsel und Hormone werden regelmäßige Kontrolluntersuchungen empfohlen.

10 Nebenwirkungen mit Folgen für den Mineralstoffhaushalt

Ein ausgewogenes Verhältnis der Elektrolyte im Körper ist die Voraussetzung dafür, dass die wesentliche Prozesse richtig ablaufen. Dazu gehören beispielsweise die Reizweiterleitung in der Muskulatur oder die Regulation des Flüssigkeitshaushalts. Wird der Blutspiegel der einzelnen Salze durch Arzneimittel gestört, können je nach Ausmaß erhebliche gesundheitliche Probleme auftreten. Im Extremfall können Elektrolytstörungen sogar lebensbedrohliche Folgen haben. Gleiches gilt auch für den Flüssigkeits- und Säure-Base-Haushalt.

Zu den Elektrolyten, deren Spiegel am häufigsten durch Arzneimittel gestört werden, gehören Natrium-, Kalium und Calciumionen. Bei Verdacht auf Elektrolytentgleisungen sollten Sie den Patienten zum Arzt schicken. Leichte Formen, wie sie im ambulanten Bereich am häufigsten vorkommen, können in der Regel mit relativ einfachen Maßnahmen, etwa über die Regulation der Flüssigkeitszufuhr, Ernährungsverhalten oder entsprechende Substitution behandelt werden. Bei schweren Fällen ist dagegen eine stationäre und/oder intensivmedizinische Behandlung notwendig.

Grundsätzlich gilt: Je schneller sich die Elektrolytspiegel verschieben, desto stärker sind die Symptome in der Regel ausgeprägt. Am häufigsten entwickeln sich die Störungen jedoch sehr langsam, sodass nicht in jedem Fall verdächtige Beschwerden auftreten. Umso wichtiger ist es jedoch, dass der Arzt bei Arzneistoffen, die häufig Probleme bereiten, die Elektrolytspiegel sorgfältig überwacht (◻ Tab. 10.1). Das gilt besonders bei Risikopatienten, etwa sehr alten Menschen oder

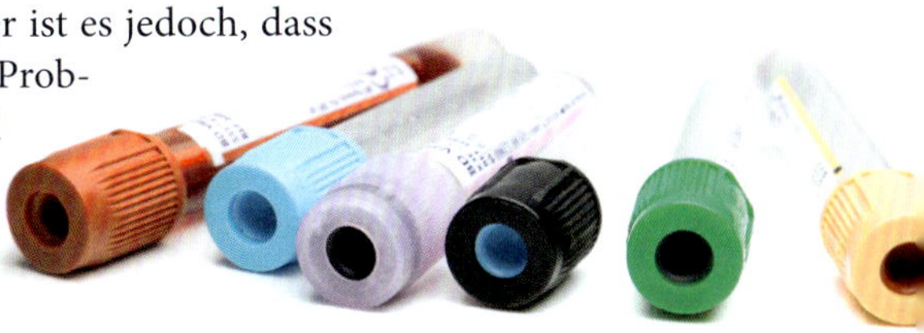

○ **Abb. 10.1** Bei der Kombination von Arzneistoffen, die sich in ihren Auswirkungen auf den Elektrolytspiegel verstärken, kann eine engmaschigere Kontrolle zusätzlich ratsam sein.

◻ **Tab. 10.1** Auswahl von empfohlenen Elektrolytkontrollen bei häufig verordneten Arzneistoffen

Elektroly	Beispiel-Arzneistoff
Natrium	Antiepileptika, Lithium, SSRI
Natrium und Kalium	ACE-Hemmer, AT_1-Antagonisten, Diuretika

Patienten mit bestimmten Grunderkrankungen, etwa einer Niereninsuffizienz. Vorübergehende Erkrankungen können ebenfalls die Elektrolyte verschieben, wenn sie mit starkem Erbrechen, Durchfall oder Schwitzen einhergehen.

Satz für die Beratung

„Der Arzt möchte regelmäßig das Blut kontrollieren, weil durch das Arzneimittel verstärkt Salze verloren gehen können."

10.1 Störungen des Natriumhaushalts

Natrium ist das häufigste Elektrolyt im Extrazellulärraum. Eine Hyponatriämie (Natriumionenkonzentration im Blut unter 135 mmol/l) als Nebenwirkung kann durch verschiedene Mechanismen entstehen. Dazu gehört auch eine vermehrte Ausscheidung von Natriumionen, wie es etwa bei Diuretika der Fall ist. Daneben kann aber auch eine Hyponatriämie auftreten, wenn unter dem Einfluss von Adiuretin (ADH) zwar vermehrt Wasser, nicht aber Natrium in der Niere rückresorbiert wird (Verdünnungseffekt). Arzneistoffe, die zu einer vermehrten Ausschüttung von ADH führen oder dessen Wirkung am Rezeptor verstärken, können auf diesem Weg eine Hyponatriämie auslösen. Häufig oder sehr häufig geschieht das bei einer Therapie mit Zytostatika (etwa Carboplatin), trizyklischen Antidepressiva (Amitriptylin) und einigen Antiepileptika (vor allem Carbamazepin und Valproat).

Sind die Natriumspiegel im Blut nur wenig erniedrigt, fallen häufig keine spezifischen Symptome auf. Untersuchungen haben jedoch gezeigt, dass gerade bei älteren Patienten das Risiko für Gangunsicherheiten und Stürze sowie Verwirrtheit und Einschränkungen der kognitiven Leistungsfähigkeiten steigt. Stärkeres oder schnelles Absinken der Natriumkonzentration kann zu weiteren Symptomen führen, etwa Kopfschmerzen, Übelkeit, Erbrechen, in schweren Fällen auch Bewusstlosigkeit oder Krampfanfällen. Besonders häufig treten Hyponatriämien bei älteren Menschen, besonders Frauen, auf.

Satz für die Beratung

„Vielleicht hängt die Verwirrtheit Ihrer Mutter auch mit Salzverlusten durch dieses Arzneimittel zusammen. Sprechen Sie den Arzt doch einmal darauf an."

Während zu niedrige Natriumspiegel zu den häufigsten Elektrolytstörungen zählen, sind medikamentös bedingte Hypernatriämien dagegen deutlich seltener. Sie können etwa bei der Injektion oder Infusion von natriumhaltigen Arzneistofflösungen auftreten. Im Normalfall steuert der Körper den erhöhten Natriumkonzentrationen durch vermehrten Durst und Einschränkung der Flüssigkeitsausscheidung entgegen. Besonders gefährdet für Hypernatriämien sind deshalb ältere Patienten, bei denen das Durstgefühl und die Fähigkeit der

Niere zur Harnkonzentrierung häufig nachlassen. Verstärkt wird dieses Risiko durch Pflegebedürftigkeit, wenn die Patienten sich selbst nicht mit Getränken versorgen können. Die Symptome einer Hypernatriämie sind eher unspezifisch, wie Lethargie und Schwäche, in schwereren Fällen können aber auch Bewusstseinsveränderungen und Krampfanfälle auftreten.

10.2 Störungen des Kaliumhaushalts

Kalium ist ein wichtiges Ion bei der Reizweiterleitung im Herzen, in der Muskulatur und den peripheren Nerven und weist von allen Ionen innerhalb der Zellen die höchste Konzentration auf. Sowohl zu hohe als auch zu niedrige Blutspiegel können deshalb zu Muskelschwäche und Muskelkrämpfen sowie zu Missempfindungen (Parästhesien) führen. In schweren Fällen besteht die Gefahr von aufsteigenden Lähmungen, die auch die Atemmuskulatur und die Funktionalität der inneren Organe betreffen kann. Im Magen-Darm-Trakt ist die Peristaltik stark beeinträchtigt, an der Harnblase kann es durch eine Lähmung der Blasenmuskulatur zu einem Harnverhalt kommen. Herzrhythmusstörungen sind bei Hypo- und Hyperkaliämie mögliche Auswirkungen der Elektrolytstörung am Herzen. Dafür sind besonders Patienten mit Vorschädigungen des Herzmuskels gefährdet, beispielsweise nach einem Herzinfarkt.

Eine Hypokaliämie (Serumkonzentration unter 3,5 mmol/l) kann entstehen, wenn Arzneistoffe die Ausscheidung von Kalium über die Niere beschleunigen. Dazu zählen etwa Schleifen- und Thiaziddiuretika. Glucocorticoide stimulieren das Renin-Angiotensin-Aldosteron-System, erhöhen die Aldosteron-Ausschüttung und fördern so die Kaliumexkretion. Zu niedrige Kaliumspiegel im Blut entstehen auch, wenn Arzneistoffe Kaliumionen vom Extrazellulärraum in den Intrazellulärraum verschieben. Das ist eine bekannte Nebenwirkung von Insulin, Theophyllin und β-Sympathomimetika. Aus diesem Grund werden inhalative β-Sympathomimetika auch therapeutisch bei schweren Hyperkaliämien genutzt. Über den Magen-Darm-Trakt kann Kalium verlorengehen, wenn Patienten Laxanzien langfristig und hochdosiert verwenden, sodass flüssige Stühle auftreten.

Umgekehrt gibt es auch Arzneistoffe, die die Umverteilung von Kaliumionen aus den Zellen ins Blut fördern. Dazu gehört etwa das Muskelrelaxans Succinylcholin. Auf der Ebene der Niere wird die Ausscheidung von Kalium durch Wirkstoffe beeinträchtigt, die entweder direkt in die Kaliumexkretion eingreifen (kaliumsparende Diuretika vom Cycloamidin-Typ) oder die Ausschüttung beziehungsweise Wirkung von Aldosteron senken (Aldosteron-Antagonisten wie Spironolacton, nichtsteroidale Antiphlogistika, Calcineurininhibitoren wie Ciclosporin oder Tacrolimus, Betablocker, Heparin, Azol-Antimykotika, Trimethoprim). Eine Hyperkaliämie liegt bei Serumkonzentrationen über 5,5 mmol/l vor.

Auch Interaktionen zwischen Arzneistoffen können zu Elektrolytstörungen führen. Das gilt etwa dann, wenn Arzneistoffe, die beide die Kaliumspiegel erhöhen, miteinander kombiniert werden (etwa kaliumsparende Diuretika und ACE-Hemmer). Umgekehrt können Elektrolytstörungen auch die Wirksamkeit von Arzneistoffen beeinflussen: So wirken Herzglykoside bei niedrigen Kaliumspiegeln stärker, bei hohen Kaliumspiegeln jedoch schwächer. Sie sollten auch daran denken, dass Nahrungsergänzungsmittel ebenfalls Wechselwirkungen mit Arzneimitteln eingehen können, die möglicherweise Elektrolytstörungen nach sich ziehen können – so ist etwa die Einnahme von Kaliumsalzen bei einer Behandlung mit kaliumsparenden Diuretika kontraindiziert.

Satz für die Beratung

„Haben Sie mit Ihrem Arzt besprochen, dass Sie diese Mineralstofftabletten einnehmen wollen?"

10.3 Störungen des Calciumhaushalts

Der Calciumhaushalt im Körper wird über eine Reihe von Mechanismen geregelt: So sind die Knochen der wichtigste Speicherort für Calcium, das jedoch durch den Einfluss von Parathormon ins Blut freigesetzt werden kann. Bei niedrigen Calciumspiegeln erhöht Parathormon auch die Rückresorption von Calcium in der Niere. Durch diese beiden Vorgänge steigen die Calciumspiegel im Blut. Aber auch Vitamin D spielt für den Calciumstoffwechsel eine wichtige Rolle: Vitamin D erhöht die Calciumresorption im Darm. Außerdem befördert es den Calciumeinbau in die Knochen, wodurch der Calciumspiegel im Blut sinkt. Im Blut liegt Calcium teilweise an Albumin gebunden vor, teilweise aber auch in freier (ionisierter) Form, die biologisch wirksam ist. Das Gleichgewicht zwischen gebundener und freier Form wird aber auch durch den pH-Wert des Blutes bestimmt: Bei einer Azidose sinkt der Anteil des gebundenen Calciums und steigt der Anteil der freien Form, während es bei einer Alkalose genau umgekehrt ist.

Als normale Calciumkonzentration gilt eine Menge von 2,1–2,6 mmol/l gemessen als Gesamtcalcium beziehungsweise 1,16–1,3 mmol/l gemessen als freies Calcium. Bei einer Hypocalciämie liegen die Werte des freien Calciums unter 1,1 mol/l. Dadurch können je nach Ausmaß des Calciummangels neuromuskuläre Störungen auftreten, aber auch Krampfanfälle und Herzprobleme (Herzrhythmusstörungen, Herzinsuffizienz). Möglicherweise kann auch die Darmmotilität gestört sein, sodass Durchfall auftritt.

Als mögliche medikamentöse Ursachen zu niedriger Calciumspiegel kommen Schleifendiuretika in Betracht, die die Ausscheidung von Calcium über die Niere erhöhen. Indirekt können aber auch enzyminduzierende Antiepileptika, etwa Phenytoin, die Calciumspiegel erniedrigen, da sie die Inaktivierung von Vitamin D beschleunigen. Glucocorticoide können die Calciumresorption im Darm senken und die Bildung von aktiven Vitamin-D-Metaboliten hemmen. Dieser Effekt ist abhängig von Dauer und Dosis. Bei längerer Therapie mit höheren Dosierungen sollte der Patient deshalb auf eine gute Calcium- und Vitamin-D-Versorgung achten. Bisphosphonate hemmen die Aktivität von Osteoklasten und damit die Freisetzung von Calcium aus der Knochen. Indirekt überwiegt damit die Aktivität von Osteoblasten, die Calcium in die Knochen einbauen. Durch beide Mechanismen sinken die Calciumspiegel. Einige Bisphosphonate sind deshalb auch bei tumorbedingten Hypercalciämien zugelassen. Absolut betrachtet ist eine Hypocalciämie bei den genannten Arzneistoffen eher selten. Die Häufigkeit der Nebenwirkung kann jedoch zunehmen, wenn sich Arzneistoffe in ihren entsprechenden Eigenschaften gegenseitig verstärken oder andere prädisponierende Faktoren vorliegen, etwa ein Mangel an Vitamin D oder Parathormon. Die Fachinformationen zu Bisphosphonaten enthalten den expliziten Hinweis, dass eine eventuelle Hypocalciämie vor Therapiebeginn korrigiert werden muss. Bei dem Osteoporosemittel Denosumab ist eine Kontrolle der Calciumspiegel vor jeder Anwendung notwendig.

Bei einer Hypercalciämie liegt die Menge des freien Calciums im Serum dagegen über 1,3 mmol/l. Auch bei zu hohen Calciumspiegeln im Blut können Herzrhythmusstörungen auftreten, daneben aber auch Schwindel, Verwirrtheit und Bewusstseinsstörungen, Bluthochdruck und eine vermehrte Urinausscheidung zusammen mit vermehrtem Durstempfinden. Im Magen-Darm-Trakt können sich die erhöhten Calciumspiegel mit Übelkeit und Erbrechen sowie Obstipation bemerkbar machen. Bei länger anhaltender Hypercalciämie ist die Funktion der Niere gefährdet, da sich Verkalkungen bilden können, die zu einer Niereninsuffizienz führen. Auch in anderen Organen und Blutgefäßen können sich Verkalkungen bilden.

Neben einer zu hohen Zufuhr von Vitamin D können auch Thiaziddiuretika zu einer Hypercalciämie führen, da sie im Unterschied zu Schleifendiuretika die Ausscheidung von Calcium über die Niere hemmen. Diese Effekte verstärken sich, wenn ein Patient Thiaziddiuretika gemeinsam mit Vitamin D und/ oder Calcium einnimmt. Dann sollte der Arzt die Calciumspiegel besonders sorgfältig überwachen und der Patient muss wissen, welche Symptome bei einer Hypercalciämie auftreten können. Eine Hypercalciämie kann auch bei einer Lithium-Behandlung auftreten, da Lithium die Empfindlichkeit von calciumsensitiven Zellen der Nebenschilddrüse herabsetzen und die Bildung von Parathormon stimuliert kann. Deshalb sollte bei einer Dauertherapie mit Lithium der Arzt einmal jährlich die Calciumspiegel im Serum bestimmen. Auch bei einer Therapie mit Theophyllin, Tamoxifen (wenn Knochenmetastasen vorliegen) oder Teriparatid können die Calciumspiegel ansteigen.

10.4 Störungen des Flüssigkeitshaushalts

Diuretika werden in der Regel eingesetzt, um dem Körper ein gewisses Maß an Flüssigkeit zu entziehen, etwa bei erhöhtem Blutdruck oder bei Herzinsuffizienz. Allerdings kann es im Einzelfall schwierig sein, das erwünschte Ausmaß an Flüssigkeitsentzug genau zu erreichen. Bei zu hohem Flüssigkeitsverlust kann es etwa zu einem stärkeren Blutdruckabfall kommen, der unter Umständen auch Schwindel auslösen kann. Um solche Effekte zu vermeiden, werden Diuretika bei vielen Indikationen einschleichend dosiert. Auch Arzneistoffe, die die Wirkung des antidiuretischen Hormons antagonisieren, etwa Lithiumionen, können zu einer vermehrten Flüssigkeitsausscheidung führen.

Indirekt sorgen auch SGLT-2-Inhibitoren wie Dapagliflozin oder Empagliflozin, die als Antidiabetika eingesetzt werden, zu einem höheren Flüssigkeitsverlust. Diese Wirkung entsteht durch die vermehrte Ausscheidung von Glucose im Urin, die durch osmotische Effekte auch zu einem größeren Urinvolumen führt. Entsprechend vorsichtig sollten SGLT-2-Inhibitoren bei Patienten eingesetzt werden, für die ein Blutdruckabfall ein Risiko darstellen kann, etwa bei kardiovaskulären Vorerkrankungen oder bei älteren Patienten. Mit Schleifendiuretika sollten die SGLT-2-Inhibitoren wegen des Risikos für einen größeren Flüssigkeitsverlust nicht kombiniert werden. Außerdem ist zu bedenken, dass auch andere Erkrankungen Flüssigkeitsverluste verstärken können, etwa Infekte, die mit Fieber, Durchfall oder Erbrechen einhergehen.

Umgekehrt können Arzneistoffe aber auch zu einer Flüssigkeitsretention führen, die häufig auch mit einer Natriumretention einhergeht. Dadurch können Ödeme und Hypertonie entstehen, in extremen Fällen aber auch venöse Stauungen, etwa der Lungen- oder Lebervenen bis hin zum Lungenödem. Bekannt ist Flüssigkeitsretention als Nebenwirkung etwa bei Calciumantagonisten vom Dihydropyridin-Typ (z. B. Ödeme häufig bei Nitrendipin), dosisabhängig bei Glucocorticoiden (Natriumretention mit Ödembildung, Hypertonie), Estrogenen (Ödeme), Tacrolimus (häufig Ödeme) oder nichtsteroidalen Antiphlogistika (z. B. periphere Ödeme häufige Nebenwirkung bei Celecoxib). Bei nichtsteroidalen Antiphlogistika entsteht die Nebenwirkung über die Hemmung der Prostaglandin-Synthese.

10.5 Störungen des Säure-Base-Haushalts

Der Säure-Base-Haushalt im Körper wird durch mehrere Puffersysteme im Blut sowie in Lunge und Niere aufrechterhalten. Über die Lunge kann CO_2 abgeatmet werden, die Nieren resorbieren nach Bedarf Bicarbonat aus dem Primärharn zurück.

Arzneimittel können in diese Regulation auf mehreren Wegen eingreifen: So können sich etwa Wirkstoffe, die die Sekretion und Rückabsorption im Tubulussystem beeinflussen, auch auf den Säure-Base-Haushalt auswirken. Dazu gehören etwa Aminoglykoside wie Gentamicin oder Tetracycline, die zu einer metabolischen Azidose (Säureüberschuss im Blut) führen können. Hohe Dosie-

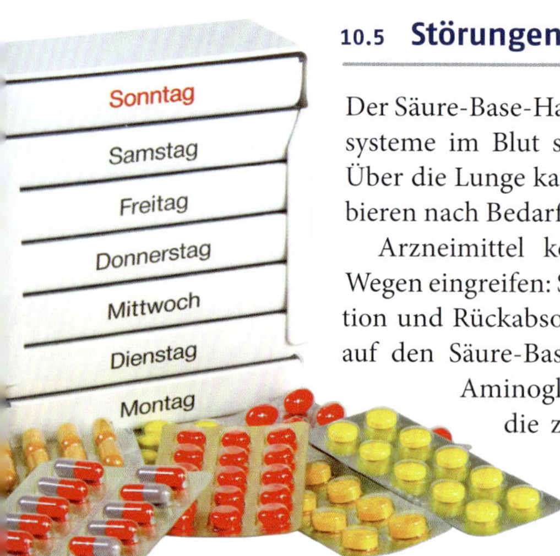

Abb. 10.2 Verschiedenste Arzneistoffe können den Säure-Base-Haushalt des Körpers beeinflussen.

rungen von Schleifendiuretika und Thiaziden können dagegen eine metabolische Alkalose (Basenüberschuss im Blut) verursachen.

Solche Nebenwirkungen am Säure-Base-Haushalt kommen auch häufig gemeinsam mit Elektrolytstörungen vor und bedingen sich teilweise gegenseitig: Bei einer Alkalose werden Protonen aus den Zellen ins Serum abgegeben, gleichzeitig aber Kalium für den elektrischen Ausgleich in die Zellen aufgenommen. Daraus kann eine Hypokaliämie resultieren. Bei einer Azidose erfolgt die Reaktion in der anderen Richtung und kann zu einer Hyperkaliämie führen.

Daneben können Arzneimittel aber auch über spezielle Stoffwechselprodukte zu einer Azidose führen. Das bekannteste Beispiel ist Metformin, bei dem in seltenen Fällen eine Laktatazidose entstehen kann. Besonders gefährdet sind ältere Patienten und solche mit einer Einschränkung der Nierenfunktion. Der Arzt sollte daher bei einer Metformin-Therapie regelmäßig die Nierenwerte kontrollieren. Auch akute Magen-Darm-Infekte mit stärkeren Flüssigkeitsverlusten gelten als Risikofaktor. Verdächtige Symptome für eine Laktatazidose sind Übelkeit, Bauchschmerzen, Tachykardie, Hypotension, beschleunigte Atmung oder Verwirrtheit. Dann sollte der Patient Kontakt mit seinem Arzt aufnehmen.

Ähnliche Symptome können auch bei einer Ketoazidose entstehen, bei der neben einem Säureüberschuss im Blut auch Ketonkörper nachgewiesen werden können. Typischerweise treten Ketoazidosen hauptsächlich bei Typ-1-Diabetes mit massiv erhöhten Blutzuckerwerten auf. Im Juni 2015 wurde ein europäisches Bewertungsverfahren für SGLT-2-Inhibitoren eingeleitet, nachdem Spontanmeldungen zu Ketoazidosen auch bei nur mäßig erhöhten Blutzuckerwerten erfasst worden waren. Welche Mechanismen diesem Phänomen zugrunde liegen, ist bisher nicht bekannt.

Das Wichtigste in Kürze

- Elektrolytstörungen durch Arzneimittel können ohne spezifische Symptome, in schweren Fällen jedoch lebensbedrohlich verlaufen.
- Besonders gefährdet sind ältere Menschen oder Patienten mit Niereninsuffizienz, erhöht ist das Risiko auch bei starkem Erbrechen, Durchfall oder Schwitzen.
- Diuretika, ACE-Hemmer und AT_1-Antagonisten gehören zu den am häufigsten verordneten Arzneistoffen, die die Natrium- und Kalium-Blutspiegel stören können.
- Die Elektrolytspiegel können auch die Wirkung anderer Arzneistoffe beeinflussen, so etwa die Kaliumspiegel die Wirksamkeit von Herzglykosiden.
- Elektrolytstörungen können auch durch Interaktionen von Arzneistoffen entstehen.

11 Nebenwirkungen an Herz, Blut und Kreislauf

Arzneimittel, die die Funktion von Herz und Kreislauf beeinflussen, werden sehr häufig verordnet. Allerdings gibt es auch Medikamente, die solche Effekte unerwünschterweise hervorrufen. Auch Veränderungen am Blut können durch Nebenwirkungen von Arzneimitteln entstehen.

11.1 Nebenwirkungen am Herz

Wenn Arzneimittel die Funktion von Herz und Kreislauf beeinflussen, können eine ganze Reihe von Mechanismen dahinter stecken. Indirekt können Arzneistoffe das kardiovaskuläre Risiko erhöhen, die metabolische Faktoren wie die Glucose- oder Lipidwerte im Blut beeinflussen (▸ Kap. 9). Andere Arzneistoffe greifen dagegen direkt am Herzen an (◘ Tab. 11.1).

Kardiovaskuläre Nebenwirkungen sind keine Seltenheit – entsprechend häufig stehen sie auch in der Aufmerksamkeit der Überwachungsbehörden. So wurden etwa die Produktinformationen von domperidonhaltigen Arzneimitteln wegen kardialen Nebenwirkungen um weitere Kontraindikationen und Warnhinweise ergänzt. Ein anderes Beispiel stellen Präparate mit Chinin dar, die unter anderem auf Grund ihres Risikos für Herzrhythmusstörungen der Verschreibungspflicht unterstellt wurden. In der Vergangenheit wurden wegen

◘ **Tab. 11.1** Beispiele für Mechanismen von unerwünschten Arzneimittelwirkungen auf die Funktion von Herz und Kreislauf

Mechanismus/Nebenwirkung	Arzneistoffe (Auswahl)
Bradykardie	Betablocker, Diltiazem, Verapamil
Tachykardie	Sympathomimetika, Anticholinergika, Theophyllin
Torsades-des-pointes-Arrhythmien	Amiodaron, Sotalol, Clarithromycin, Haloperidol
Verschlechterung einer Herzinsuffizienz	Verapamil, nichtsteroidale Antiphlogistika, Glucocorticoide
Andere kardiotoxische Effekte	Clozapin, Methylphenidat, viele Zytostatika, Dopaminagonisten vom Ergot-Typ

kardiovaskulären Risiken eine Reihe von Arzneistoffen, wie etwa Astemizol oder Rosiglitazon, vom Markt genommen. Im März 2015 hatte die US-amerikanische Zulassungsbehörde FDA vor kardiovaskulären Schäden bei einer Testosteron-Behandlung gewarnt. Wie hoch das Risiko aber tatsächlich ist, wird derzeit kontrovers diskutiert.

11.1.1 Risiko Arrhythmien

Zu den wichtigsten Nebenwirkungsmechanismen am Herzen gehört das Auftreten von Arrhythmien. Je nach Arzneistoff kann die Herzfrequenz gesenkt oder gesteigert werden, in manchen Fällen wird auch die Überleitung im Herzen beeinflusst. Herzrhythmusstörungen lassen sich im EKG erkennen, in manchen Fällen klagen die Patienten auch über wahrnehmbare Probleme. Bei einer Bradykardie können Müdigkeit, Benommenheit, Schwindel und Gleichgewichtsstörungen auftreten, bei einer Tachykardie auch Herzstolpern, Herzklopfen, Herzrasen oder Aussetzen des Herzschlags. Begünstigt werden Arrythmien auch durch Elektrolytstörungen. Paradoxerweise können auch Arzneimittel zur Behandlung von Herzrhythmusstörungen Arrhythmien auslösen – deshalb werden sie inzwischen deutlich zurückhaltender als früher eingesetzt.

Besondere Aufmerksamkeit sollte man in der Praxis Arzneistoffen schenken, die im EKG das QT-Intervall verlängern. Eine verlängerte QT-Zeit gilt als Risikofaktor für die gefürchteten „Torsades-de-pointes"-Arrhythmien: Diese Art der Herzrhythmusstörungen zeigt sich im EKG als Veränderungen mit hoher Frequenz, die vom Bild her dem Gewinde einer Schraube ähneln. Torsades-de-pointes-Arrhythmien sind potentiell lebensbedrohlich, weil sie in Kammerflimmern und Herzstillstand münden können.

Das Risiko für eine Verlängerung der QT-Zeit und das Auftreten von Torsades-de-pointes-Arrhythmien unterscheidet sich von Arzneistoff zu Arzneistoff. Besonders häufig sind Antiarrhythmika wie Amiodaron und Sotalol betroffen, allerdings können auch andere Arzneistoffklassen solche Nebenwirkungen auslösen. Dazu gehören etwa Antibiotika (beispielsweise Clarithromycin, Erythromycin), Antiemetika (Domperidon), Malariamittel (Chloroquin, Halofantrin), Neuroleptika (Haloperidol) sowie Levomethadon. Entsprechende Verdachtsmomente gibt es auch für viele weitere Arzneistoffe.

Neben dem Arzneistoff spielen aber auch die individuellen Eigenschaften des Patienten eine wichtige Rolle: Besonders gefährdet sind ältere Menschen, besonders wenn bei ihnen die Metabolisierung und/oder Ausscheidung reduziert ist, etwa bei einer Niereninsuffizienz oder durch andere Medikamente die Elektrolytspiegel von Kalium, Calcium oder Magnesium erniedrigt sind. Auch vorbestehende Herzerkrankungen, etwa eine koronare Herzkrankheit oder eine Vergröße-

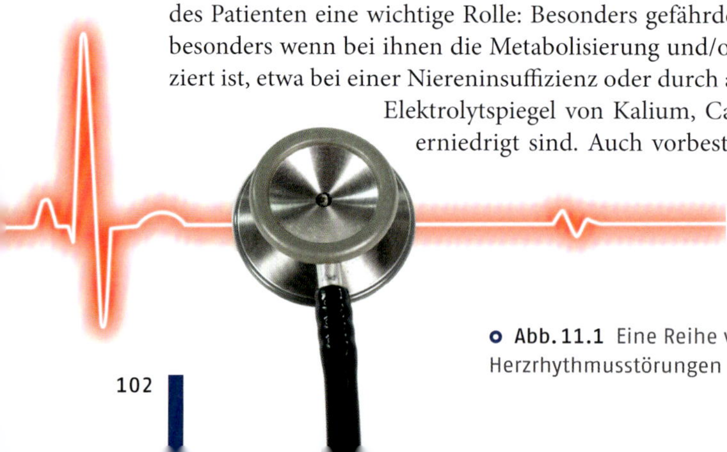

Abb. 11.1 Eine Reihe von Arzneistoffen kann zu Herzrhythmusstörungen führen.

rung des Herzmuskels (etwa durch arterielle Hypertonie oder Herzinsuffizienz) sowie weibliches Geschlecht und angeborene Veränderungen (Long-QT-Syndrom) gelten als Risikofaktor.

Auch in der Apotheke können Sie dazu beitragen, das Risiko zu minimieren: durch einen sorgfältigen Interaktionscheck. Denn auch durch Wechselwirkungen kann es zu einer Verlängerung des QT-Intervalls und Torsades-de-pointes-Arrhythmien kommen. Deshalb sollte beispielsweise Amitriptylin nicht mit Arzneistoffen kombiniert werden, die ebenfalls die QT-Zeit verlängern (etwa Citalopram oder Domperidon). Die Effekte einer möglichen Wechselwirkung machen sich nur selten in den ersten Tagen der gemeinsamen Anwendung bemerkbar. Am häufigsten sind sie innerhalb des ersten Monats der Behandlung, gelegentlich auch noch später. Übrigens können auch Arzneistoffe aus der Selbstmedikation das QT-Intervall verlängern: Dazu gehört etwa Diphenhydramin.

Satz für die Beratung

„Dieses Schlafmittel verträgt sich nicht mit den anderen Medikamenten, die Sie einnehmen."

Patienten, die entsprechende Medikamente einnehmen, sollten verdächtige Symptome von Herzrhythmusstörungen kennen: Herzklopfen, Benommenheit, Schwindel und Ohnmachtsanfälle. Auch in Situationen, die zu Kaliumverlusten führen können, ist Vorsicht geboten. Dazu gehören etwa starkes Erbrechen und Durchfall. Auch kann der übermäßige Verzehr von Lakritze zu Kaliumverlusten führen.

Satz für die Beratung

„Wenn Sie in der letzten Zeit vermehrt Herzrasen haben, sprechen Sie bitte mit dem Arzt darüber."

11.1.2 Verstärkung einer Herzinsuffizienz

Bei Patienten, die an einer Herzschwäche leiden, können einige Arzneistoffe die Symptome verschlechtern. Dazu gehören negativ inotrope Arzneistoffe wie Verapamil. Wirkstoffe, die zu einer Wasserretention im Körper führen, können die Arbeit des Herzens erschweren und damit die Beschwerden verstärken. Solche Mechanismen werden für nichtsteroidale Antiphlogistika und Glucocorticoide diskutiert.

11.1.3 Schäden an Zellen und Gewebe

Daneben können Arzneistoffe auch Zellen und Gewebe des Herzens schädigen. Zytotoxische Effekte auf die Herzmuskelzellen sind etwa von vielen Zytostatika bekannt, etwa Anthracycline. Auch Paclitaxel und Trastuzumab wirken kardiotoxisch. Durch solche Nebenwirkungen kann die Funktion des Herzens eingeschränkt werden, mögliche Folgen sind Herzinfarkte und/oder Herzinsuffizienz. Eine seltene, aber gefürchtete Nebenwirkungen von Dopaminagonisten vom Ergot-Typ (Cabergolin, Pergolid) sind Bindegewebswucherungen an den Herzklappen, die ebenfalls zu Herzproblemen führen können. Diese Substanzen werden bei Parkinson-Patienten, die Dopaminagonisten erhalten, deshalb nicht als Mittel der ersten Wahl betrachtet.

Daneben können eine ganze Reihe weitere Arzneistoffe das Herz negativ beeinflussen, etwa auch Methylphenidat, Atomoxetin oder Clozapin. Bei allen Arzneistoffen, die solche Nebenwirkungen haben, wird der Arzt den Patienten, etwa durch regelmäßige EKG-Untersuchungen, sorgfältig überwachen; bei Gewebeveränderungen wird auch eine Ultraschalluntersuchung durchgeführt. Ermutigen Sie Ihre Patienten, diese Kontrolluntersuchungen unbedingt wahrzunehmen.

Satz für die Beratung

„Der Arzt überprüft mit dem EKG, ob Ihr Herz das neue Arzneimittel gut verträgt."

11.2 Unerwünschte Wirkungen auf den Blutdruck

Auch der Kreislauf bleibt von Nebenwirkungen nicht verschont. So können verschiedene Arzneistoffe den Blutdruck ansteigen lassen. Dazu gehören etwa nichtsteroidale Antiphlogistika, Glucocorticoide, Estrogene, Immunsuppressiva wie Ciclosporin und verschiedene Psychopharmaka. Im Bereich der Selbstmedikation können auch Sympathomimetika den Blutdruck erhöhen. Bei gesunden Patienten kann der Körper solche Effekte in der Regel kompensieren – bei Frauen, die hormonelle Kontrazeptiva einnehmen, reicht es in der Regel, wenn die Frauenärztin regelmäßig den Blutdruck kontrolliert. Vorsicht ist allerdings bei Patienten mit Hypertonie geboten, besonders wenn sich der Blutdruck auch medikamentös schlecht einstellen lässt. Bei Patienten mit einer scheinbar therapieresistenten Hypertonie sollten daher auch immer die weiteren eingenommenen Medikamente überprüft werden.

Ein stark ansteigender Blutdruck kann auch durch Interaktionen entstehen. Das prominenteste Beispiel ist die Wechselwirkung zwischen tyraminhaltigen Lebensmitteln und nichtselektiven MAO-Hemmern wie Tranylcypromin: Tyramin ist ein biogenes Amin, das in Nahrungsmitteln vorkommt. Hemmstoffe der Monoaminoxidase (MAO) beeinträchtigen den Abbau von Monoaminen wie Noradrenalin. Um den Botenstoff zu inaktivieren, weicht der Körper auf einen alternativen Mechanismus aus: Er nimmt Noradrenalin wieder zurück in die Vesikel auf, in denen der Botenstoff vor der Freisetzung in die Synapse gespeichert war. Indirekte Sympathomimetika wie Tyramin setzen aber die Botenstoffe aus den Vesikeln in großen Mengen frei, sodass eine starke Sympathikusreaktion auftritt. In der Folge steigt der Blutdruck stark an, möglicherweise begleitet von Übelkeit und Kopfschmerzen, bis hin zu einer lebensgefährlichen hypertensiven Krise. Deshalb müssen Patienten, die mit Tranylcypromin behandelt werden, eine streng tyraminarme Kost einhalten – auch noch einige Zeit bis nach der letzten Einnahme (10 bis 14 Tage).

Umgekehrt können Arzneimittel aber auch zu einer Hypotonie führen, die unter Umständen mit Schwindel einhergeht. Dieses Phänomen tritt beispielsweise auf, wenn Substanzen mit blutdrucksenkenden Effekten für andere Indikationen als Hypertonie eingesetzt werden, etwa Alphablocker bei Prostatahyperplasie oder ACE-Hemmer bei Herzinsuffizienz. Um Probleme für die Patienten zu vermeiden, wird die Dosis in der Regel langsam gesteigert. Dieses Prinzip wird auch bei der antihypertensiven Behandlung umgesetzt, da eine zu schnelle Dosissteigerung zu ähnlichen Symptomen führt, obwohl die Blutdruckwerte absolut betrachtet nicht zu niedrig sind. Eine orthostatische Hypotonie (also ein Blutdruckabfall beim Wechsel in eine aufrechte Körperhaltung) ist eine bekannte Nebenwirkung von L-Dopa. Auch bei Arzneistoffen mit vasodilatierenden Eigenschaften (etwa Nitraten) oder trizyklischen Antidepressiva kann Hypotonie auftreten. Lebensgefährlich kann ein sehr starker Blutdruckabfall werden – aus diesem Grund ist die Kombination von PDE-5-Hemmern wie Sildenafil und Nitraten kontraindiziert.

Das Wichtigste in Kürze

- Probleme mit der kardiovaskulären Sicherheit sind eine häufige Ursache für Anwendungsbeschränkungen oder Marktrücknahmen von Arzneimitteln.
- Vor Therapiebeginn mit möglicherweise kardiotoxischen Substanzen ist eine sorgfältige Untersuchung notwendig, während der Behandlung regelmäßige Kontrollen.
- Interaktionen können bei Arzneistoffen, die die QT-Zeit verlängern, das Risiko für Herzrhythmusstörungen erhöhen.
- Bei einer therapieresistenten Hypertonie sollten auch die Medikamente überprüft werden.
- Bei blutdrucksenkenden Arzneimitteln wird die Dosis in der Regel schrittweise erhöht, um Probleme zu vermeiden.

11.3 Nebenwirkungen am Blut

Arzneimittel können auch Bestandteile des Blutes schädigen. Funktionieren diese nicht richtig, können beispielsweise eine unzureichende Immunabwehr, Blutungen oder Blutgerinnsel die Folge sein. Deshalb sollte man entsprechenden Nebenwirkungen von Arzneimitteln besondere Aufmerksamkeit schenken.

Wie bei vielen anderen Nebenwirkungen können auch unerwünschte Wirkungen auf Blutkörperchen und das Gerinnungssystem unterschiedlicher Art sein: In manchen Fällen sind die Nebenwirkungen dosisabhängig, etwa bei Zytostatika oder Gerinnungshemmern. Sie lassen sich gut vorhersagen und können – je nach

Tab. 11.2 Beispiele für Überwachung von Blutbild und Blutgerinnung bei der Therapie mit bestimmten Arzneistoffen

Arzneistoff	Empfohlene Untersuchungen
Azathioprin	Differentialblutbild die ersten 2 Monate wöchentlich, danach vierteljährlich
Mesalazin/Sulfasalazin	Differentialblutbild die ersten 3 Monate zweiwöchentlich, das nächste Vierteljahr monatlich, danach halbjährlich
Methotrexat	Differentialblutbild im 1. Monat wöchentlich, für weitere 2 Monate zweiwöchentlich, danach vierteljährlich
Thrombinhemmer (Dabigatran, Rivaroxaban)	Blutbild (viertel-)jährlich
Phenytoin	Blutbild im 1. Vierteljahr monatlich, danach jährlich
Valproat	Blutbild und Gerinnung halbjährlich
Phenprocoumon	Blutbild halbjährlich, Gerinnung individuell
Thiamazol	Blutbild bei Verdacht auf Agranulozytose (wenn entsprechende Symptomen auftreten)
Clozapin	Differentialblutbild wöchentlich in den ersten 18 Wochen, danach monatlich bis 4 Wochen nach Therapieende

Empfehlungen der Deutschen Gesellschaft für Allgemeinmedizin und Familienmedizin. Angaben in den Fachinformationen können unter Umständen abweichen.

Dosis und Anwendung – relativ häufig auftreten. Bei solchen Arzneistoffen gehören in der Regel Kontrollen des Blutbilds zu den empfohlenen Untersuchungen im Therapieverlauf (Tab. 11.2). In anderen Fällen jedoch sind entsprechende Reaktionen unvorhersehbar und entstehen durch toxische oder immunologische Vorgänge. Diese Nebenwirkungen sind dann meist relativ selten.

Satz für die Beratung

„Bitte gehen Sie unbedingt zu den Kontrollterminen beim Arzt."

11.3.1 Störungen des Blutbilds

Eine wichtige Ursache von Nebenwirkungen am Blut sind Arzneistoffe, die in die Funktion des Knochenmarks eingreifen, wo die Blutkörperchen gebildet werden. Jedoch können Wirkstoffe auch die Lebensdauer der Blutkörperchen verkürzen, etwa wenn sich Antikörper bilden, die die Blutkörperchen zerstören. In beiden Fällen kann ein längerer Zeitraum seit dem Therapiebeginn verstreichen, bevor die Nebenwirkungen auftreten. Meist sind nur bestimmte Blutkörperchen betroffen, in manchen Fällen beeinflussen die unerwünschten Wirkungen auch das gesamte Blutbild (wie bei der aplastischen Anämie). Für einige solcher Nebenwirkungen haben Forscher herausgefunden, dass möglicherweise besondere genetische Konstellationen (▸ Kap. 1.3.4) einen wesentlichen Beitrag leisten, etwa bei Störungen des Knochenmarks durch Clozapin (Träger bestimmter Varianten des humanen Leukozyten-Antigens, HLA) oder Azathioprin (angeborener Defekt der Thiopurin-Methyl-Transferase).

Zu den wichtigsten Veränderungen des Blutbilds gehören eine Thrombozytopenie sowie eine Agranulozytose. Daneben gibt es aber auch noch viele weitere Störungen der Blutkörperchen, die durch Arzneimittel entstehen können. Außerdem können auch indirekte Nebenwirkungen das Blutbild beeinflussen: So kann etwa ein Arzneistoff, der Blutungen im Magen-Darm-Trakt verursacht, zu einer Anämie (verringerter Hämoglobingehalt im Blut) führen (beispielsweise nichtsteroidale Antiphlogistika). Greifen Arzneimittel in den Stoffwechsel von Folsäure oder Vitamin B_{12} ein, kann sich bei entsprechenden Risikofaktoren eine megaloblastische Anämie entwickeln (etwa bei Sulfasalazin oder Phenytoin).

Auswirkungen auf das Blutbild sind typische Nebenwirkungen von Zytostatika, die eine Vielzahl von Formen annehmen können. So schädigt etwa Cisplatin die Nierentubuli und senkt so die Produktion von Erythropoeitin. Dadurch werden weniger Erythrozyten gebildet, es entwickelt sich eine Anämie, die nach Therapieende jedoch reversibel ist. Viele andere Zytostatika beeinflussen die neutrophilen Granulozyten und führen zu einer Neutropenie (weniger als 1500 Zellen pro Mikroliter Blut). Damit steigt das Risiko für Infektionen. Die Patienten müssen vor allem auf Fieber als mögliches Infektzeichen achten, da sich möglicherweise lebensgefährliche Verläufe entwickeln. Je nach individuellem Risiko und Schweregrad wird dann die Dosis der Zytostatika für folgende Therapiezyklen reduziert; außerdem sind unter Umständen eine antibakterielle Therapie sowie die Gabe von hämatopoetischen Wachstumsfaktoren nötig – etwa solche, die Granulozytenkolonien (G-CSF) stimulieren.

Die Anzahl der neutrophilen Granulozyten im Blut kann auch durch andere Arzneistoffe sinken, häufig handelt es sich dabei um immunvermittelte Vorgänge. Bei einer Zellanzahl unter 500 pro Mikroliter sprechen Mediziner von einer Agra-

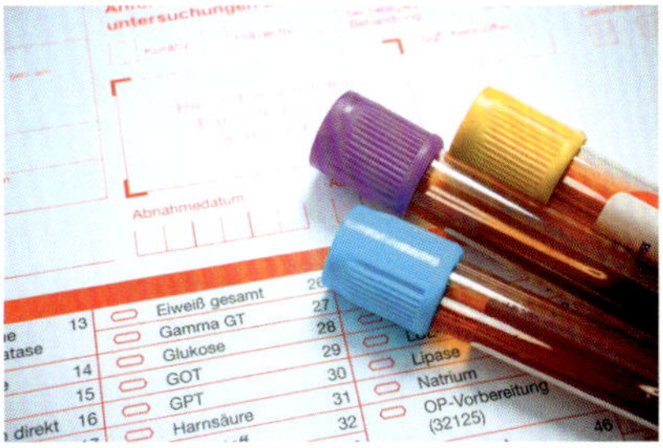

o Abb. 11.2 Bei vielen Arzneimitteln sind regelmäßige Blutkontrollen notwendig.

nulozytose. Diese Nebenwirkung ist relativ selten, kann wegen des erhöhten Infektionsrisikos aber gefährlich verlaufen. Bekannt ist eine Agranulozytose als Nebenwirkung etwa bei der Behandlung mit Clozapin, Metamizol oder Thiamazol. Je nach Risiko und Arzneistoff sind regelmäßige Kontrollen des Blutbilds notwendig. In jedem Fall sollten die Patienten aber wissen, dass sie bei verdächtigen Symptomen den Arzt konsultieren sollten. Dazu gehören etwa Infektzeichen wie Fieber, Schüttelfrost und Herzrasen, aber auch Schleimhautgeschwüre in Mund und Rachen, die auch mit Halsschmerzen einhergehen können.

Satz für die Beratung

„Hat der Arzt Ihnen gesagt, dass Sie sich bei Anzeichen eines Infekts sofort bei ihm melden sollen?"

11.3.2 Einfluss auf die Blutgerinnung

Von Arzneimittelnebenwirkungen können auch die Thrombozyten betroffen sein. Eine Thrombozytopenie durch eine Hemmung der Bildung im Knochenmark kann beispielsweise auch durch Zytostatika entstehen. Daneben können Arzneistoffe aber auch durch immunologische oder toxische Reaktionen Thrombozyten zerstören und so das Blutungsrisiko erhöhen. Symptome wie punktförmige Hauteinblutungen oder Blutungen im Gastrointestinal- oder Urogenitaltrakt treten meist erst bei stark reduzierter Thrombozytenzahl auf. Diese Nebenwirkung ist etwa für Cotrimoxazol, Valproat oder Chinin/Chinidin bekannt. Eine Besonderheit im Hinblick auf diese Nebenwirkung ist Heparin: Hier kann es zu einer leichten Verringerung der Thrombozytenzahl kommen, die meist keine ernsthaften Beschwerden verursacht. Allerdings können auch immunologische Reaktionen auftreten, bei denen die Thrombozytenzahl massiv abfällt. Neben Blutungen steigt paradoxerweise aber auch das Thromboembolierisiko, vermutlich durch eine vermehrte Thrombinbildung, das die Aggregation der verbliebenen Thrombozyten fördert. Solche Reaktionen können dann lebensgefährliche Folgen haben.

Neben den Blutkörperchen können Arzneistoffe auch das Gerinnungssystem beeinflussen. Dass orale Antikoagulanzien die Gerinnbarkeit herabsetzen, ist ein gewünschter Effekt – allerdings nur in einem gewissen Umfang. Bei zu starker Hemmung der Blutgerinnung steigt das Risiko für innere und äußere Blutungen. Diese machen sich beispielsweise mit starkem Nasenbluten, schwarz gefärbtem Stuhl (Hinweis auf Darmblutungen) oder Blut im Urin bemerkbar. Unerklärliche schmerzende Schwellungen mit oder ohne Verfärbung können auf innere Blutungen hindeuten. Sie können mit Ihrer Beratung zur Risikominimierung beitragen: Erinnern Sie den Patienten daran, dass er die Kontrolltermine beim Arzt unbedingt wahrnehmen soll, damit die richtige Dosis gefunden werden kann. Und ASS ist in der Selbstmedikation tabu – denn dadurch verstärkt sich das Blutungsrisiko bei Patienten, die orale Antikoagulanzien einnehmen.

Satz für die Beratung

„Sie dürfen keinesfalls Aspirin einnehmen, wenn Sie mit dem Gerinnungshemmer behandelt werden. Wenn Sie immer wieder unter starkem Nasenbluten leiden, sprechen Sie bitte mit dem Arzt darüber. Vielleicht muss er die Marcumar-Dosis verändern."

Umgekehrt gibt es aber auch Arzneistoffe, die die Blutgerinnung fördern und so das Risiko für Thromboembolien erhöhen. Dazu gehören etwa Estrogene, die vermutlich das Gerinnungssystem aktivieren. Bei Tamoxifen, das unter anderem Estrogenrezeptoren aktiviert, ist wahrscheinlich ein ähnlicher Mechanismus für die Nebenwirkung verantwortlich. Auch beispielsweise Erythropoetin, Sirolimus und Tacrolimus werden mit einem erhöhten Thromboserisiko in Verbindung gebracht.

Patienten, die solche Arzneistoffe einnehmen, sollten verdächtige Symptome für Thromboembolien kennen: starke Schmerzen oder Schwellungen eines Beins (tiefe Venenthrombose), plötzliche Atemnot und starke Schmerzen beim Atmen (Lungenembolie), ausstrahlende Schmerzen im Brustkorb (Herzinfarkt), Schwäche und Taubheitsgefühl in Gesicht oder Extremitäten (Schlaganfall). Vor Operationen oder bei längerer Bettlägerigkeit sowie vor längeren Flugreisen sollten die Patienten mit ihrem Arzt sprechen, damit dieser bei Bedarf Maßnahmen ergreifen kann (z. B. prophylaktische Gabe von Heparin).

Satz für die Beratung

„Kennen Sie die verdächtigen Symptome von Blutgerinnseln im Körper?"

Das Wichtigste in Kürze

- Arzneistoffe können in die Bildung von Blutkörperchen eingreifen, deren Lebenszeit verkürzen oder die Blutgerinnung verstärken oder abschwächen.
- Bei vielen Zytostatika kann eine Neutropenie (Verringerung der neutrophilen Granulozyten) auftreten, die zu einem erhöhten Risiko für Infekte mit gefährlichen Verläufen führt.
- Clozapin und Metamizol gehören zu den typischen Arzneistoffen, durch die sich eine Agranulozytose entwickeln kann.
- Durch seltene Nebenwirkungen einer Heparin-Behandlung kann sich paradoxerweise das Risiko für eine Thrombose erhöhen.
- Patienten, die mit Blutgerinnungshemmern behandelt werden, sollten auf Anzeichen von Blutungen achten.

12 Neurologische und psychiatrische Nebenwirkungen

Arzneimittel können auch die Funktion des zentralen oder peripheren Nervensystems beeinträchtigen. Dann können Kopfschmerzen, Schwindel, Verwirrtheit oder Gedächtnisstörungen resultieren. Einige Arzneistoffe können bei Epilepsie-Patienten auch die Krampfschwelle senken oder zu Nervenschmerzen führen. Neben solchen körperlichen Nebenwirkungen können in manchen Fällen unerwünschte Wirkungen aber auch die Psyche betreffen.

12.1 Nebenwirkung Kopfschmerzen

Eine Reihe von Arzneimitteln, die Kopfschmerzen verursachen, bewirken eine Erweiterung der Blutgefäße. Dazu gehören etwa Nitrate, Phosphodiesterasehemmer wie Sildenafil sowie Calciumantagonisten. In vielen dieser Fälle treten die Kopfschmerzen vor allem zu Beginn der Therapie auf, bis sich der Körper an den Effekt gewöhnt hat. Andere Medikamente dagegen lassen den Hirndruck ansteigen oder können direkt neurotoxisch wirken. Auch Einflüsse auf Mediatoren und Neurotransmitter können zu Kopfschmerzen führen (◘ Tab. 12.1). Wenn ein Absetzen oder Wechsel dieser Medikation möglich ist, verschwinden die Beschwerden meist relativ schnell.

Satz für die Beratung

„Bei den meisten Patienten, die von diesem Mittel Kopfschmerzen bekommen, legen sich die Beschwerden innerhalb von ein bis zwei Wochen."

◘ **Tab. 12.1** Kopfschmerz als Nebenwirkung (Auswahl)

Arzneistoff(gruppe)	Möglicher Mechanismus
Nitrate, Phosphodiesterasehemmer, Calciumantagonisten	Gefäßerweiterung
Tetracycline, Gyrasehemmer, Glucocorticoide, Metronidazol	Steigerung des Drucks im Schädel (intrakranieller Druck)
Herzglykoside	Zentrale neurotoxische Effekte
MAO-Hemmer	Anstieg des Histamin-Spiegels
SSRI	Serotonerge Effekte (Serotonin-Syndrom)

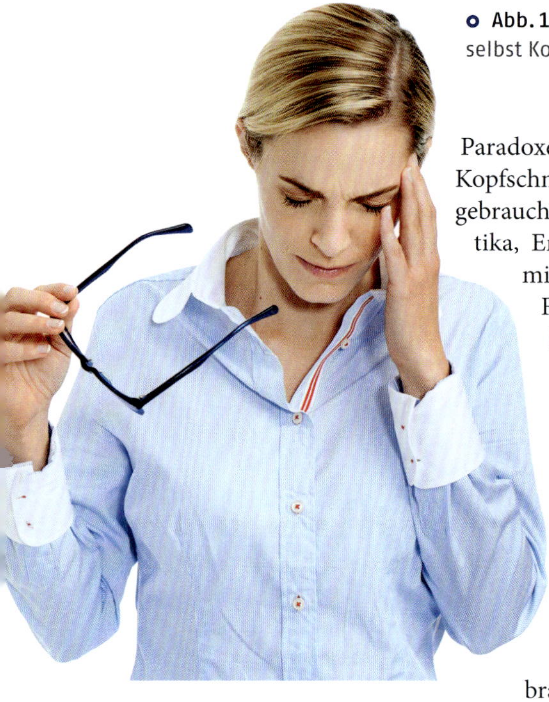

Abb. 12.1 Analgetika können bei Übergebrauch selbst Kopfschmerzen verursachen.

Paradoxerweise können Schmerzmittel selbst Kopfschmerzen hervorrufen, wenn sie übermäßig gebraucht werden. Das betrifft nichtopioide Analgetika, Ergotamin und Triptane. Damit Patienten mit häufigen Kopfschmerzen nicht in die Falle tappen, haben Experten die „10–20-Regel“ entwickelt: An 20 Tagen im Monat sollten die Patienten keine Schmerzmittel einnehmen. Der Gebrauch ist auf 10 Tage im Monat begrenzt, dann sollten die Kopfschmerzen aber adäquat behandelt werden. Umgekehrt heißt das auch: Wenn Kopfschmerzen auftreten, sollten die Patienten die Analgetika ausreichend dosieren. Das ist sinnvoller, als über mehrere Tage eine unzureichende Dosis einzunehmen. Wenn bereits ein Übergebrauch vorliegt, sollten sich die Patienten unbedingt mit ihrem Arzt beraten. Unter intensiver Betreuung, bei Bedarf auch stationär, ist in vielen Fällen möglich, die Häufigkeit der Analgetika-Anwendung wieder auf ein normales Maß zu reduzieren.

Satz für die Beratung

„Wie häufig nehmen Sie im Monat Kopfschmerztabletten ein?“

Daneben können sich Kopfschmerzen aber auch entwickeln, wenn der Patient Medikamente absetzt, die er zuvor über einen längeren Zeitraum eingenommen hat. Das ist etwa für Opioide bekannt. Die gute Nachricht ist aber, dass diese Kopfschmerzen nach spätestens einer Woche in der Regel wieder von selbst verschwinden. Manche Frauen kennen auch Kopfschmerzen, die in der Pillenpause durch den Estrogenentzug auftreten. Wenn sie sehr darunter leiden, können sie sich mit ihrem Gynäkologen beraten, ob ein Langzyklus (ununterbrochene Pilleneinnahme über mehrere Packungen) für sie eine sinnvolle Option ist. Setzen Patienten Antihypertonika abrupt ab, sind Kopfschmerzen möglicherweise ein Zeichen für einen gefährlichen Anstieg des Blutdrucks (Rebound-Effekt).

12.2 Nebenwirkung Schwindel

Schwindel gehört ebenfalls zu den Problemen, über die älteren Menschen häufig klagen. Die Betroffenen fühlen sich benommen, haben das Gefühl, dass der Boden schwankt oder ihnen wird schwarz vor Augen. Für solche Störungen des Gleichgewichts können eine Reihe von Mechanismen verantwortlich sein, die an unterschiedlichen Stellen im Körper lokalisiert sind. Denn für das Gleichgewicht ist eine Vielzahl von Organen mit verantwortlich. Dazu gehören etwa das Innenohr, das Auge und das Gehirn.

So können auch eine ganze Reihe von Arzneistoffen über verschiedene Mechanismen Schwindel auslösen. So kann Schwindel etwa ein erstes Zeichen für die schädigenden Effekte von Aminoglykosid-Antibiotika auf das Innenohr sein (▸Kap. 6.2). Dämpfende Effekte auf das Gehirn, wie sie etwa Benzodiazepine, Antidepressiva, Arzneistoffe mit anticholinerger Wirkung oder Antiepileptika ausüben, können ebenfalls solche Beschwerden auslösen. Ähnliche Effekte sind auch für einige andere Antibiotika wie Gyrasehemmer (Ofloxacin, Moxifloxacin) oder Makrolide (Telithromycin) bekannt. In manchen Fällen können auch Nebenwirkungen am Auge (etwa Sehstörungen) zu Schwindelgefühl beitragen (▸Kap. 6.1).

Relativ häufig tritt Schwindel bei älteren Menschen im Zusammenhang mit einer blutdrucksenkenden Therapie auf. Das gilt vor allem zu Beginn der Therapie. Präventiv ist es sinnvoll, dass der Arzt die Behandlung mit einer niedrigen Dosis beginnt und dann langsam steigert, bis die gewünschte Blutdrucksenkung erreicht wird („start low, go slow"). Gerade bei älteren Menschen ist diese Faustregel in vielen Fällen empfehlenswert, um Nebenwirkungen möglichst gering zu halten. Umgekehrt heißt das auch, dass Sie Hypertonie-Patienten mit Schwindel zum Arzt schicken sollten, damit die Medikation entsprechend angepasst werden kann. Gleiches gilt auch, wenn der Schwindel möglicherweise durch Arzneimittel verursacht wird, die zu Herzrhythmusstörungen führen (z. B. Herzglykoside oder Antiarrhythmika).

Satz für die Beratung

„Haben Sie schon einmal mit dem Arzt über die Beschwerden gesprochen?"

Schwindel kann auch ein Anzeichen einer Hypoglykämie sein – daran sollten Sie bei Ihren Diabetespatienten denken (▸Kap. 9.2, ▸Kap. 12.3.3). Bei älteren Patienten kann die Nebenwirkung etwa auftreten, wenn sie mit einer komplexen Therapie nicht zurechtkommen oder der Arzt eine eingeschränkte Nierenfunktion bei der Dosisfindung von Antidiabetika nicht ausreichend berücksichtigt hat. In der Beratung sollten Sie sicherstellen, dass der Patient die Anzeichen einer Unterzuckerung kennt und weiß, wie er sich in einem solchen Fall verhalten muss. Treten die Probleme öfter auf, ist es sinnvoll, dass der Patient mit dem Arzt eine mögliche Therapieänderung bespricht.

Satz für die Beratung

„Wissen Sie, wie Sie eine Unterzuckerung erkennen und was Sie dann tun müssen?"

Schwindel ist bei älteren Patienten auch deshalb ein schwerwiegendes Problem, weil möglicherweise ein Sturz resultiert, der im fortgeschrittenen Alter nicht selten mit einem Knochenbruch endet. Das gilt besonders bei solchen Menschen, bei denen weitere Gesundheitsprobleme das Risiko für Stürze oder deren Folgen weiter erhöhten, etwa bei Patienten mit Parkinson, Sehstörungen oder Osteoporose.

Das Wichtigste in Kürze

- Kopfschmerzen und Schwindel können durch andere Medikamente entstehen.
- Kopfschmerzen sind eine möglicher Folge eines massiven Übergebrauchs von Analgetika.
- Eine wichtige Ursache von medikamenten-induziertem Schwindel sind Antihypertonika und zentral wirksame Substanzen.
- Bei älteren Patienten sollten schwindelauslösende Arzneimittel in möglichst niedriger Dosierung eingesetzt werden.
- Schwindel fördert bei geriatrischen Patienten das Risiko für Stürze und Knochenbrüche.

12.3 Verwirrtheit und Gedächtnisprobleme

Eine ganze Reihe von Arzneistoffen kann dazu beitragen, dass sich gerade bei älteren Patienten das Gedächtnis verschlechtert, sie verwirrt erscheinen und Probleme bei der Aufmerksamkeit und Konzentration auftreten. Dafür ist auch die erhöhte Empfindlichkeit im Alter gegenüber Nebenwirkungen am Nervensystem verantwortlich. Experten haben dafür mehrere Faktoren identifiziert: So ist vielfach durch Alterungsprozesse der Stoffwechsel von Nervenbotenstoffen verändert. Durch Erkrankungen wie etwa einen Schlaganfall kann außerdem die Blut-Hirn-Schranke durchlässiger werden, sodass Arzneistoffe im Gehirn stärker wirken.

Zentralnervöse Nebenwirkungen können relativ mild ausfallen und werden leicht mit alterstypischen Veränderungen in Verbindung gebracht oder sogar für eine beginnende Demenz gehalten. Manchmal entwickeln sich die Gedächtnis- und Konzentrationsprobleme aber ziemlich abrupt, auch können zusätzlich Störungen des Bewusstseins und der Wahrnehmung auftreten. Dann sprechen Mediziner von einem Delir. Während jüngere Patienten mit einem Delir in der Regel auch sehr unruhig sind, fehlt dieses Symptom bei älteren Menschen häufig (sogenanntes hypoaktives Delir). Die Bewegungen können sogar deutlich verlangsamt sein, sodass dann nur Verwirrtheit und Orientierungslosigkeit auffallen. Deshalb wird ein Delir bei älteren Patienten oft nicht richtig eingeordnet.

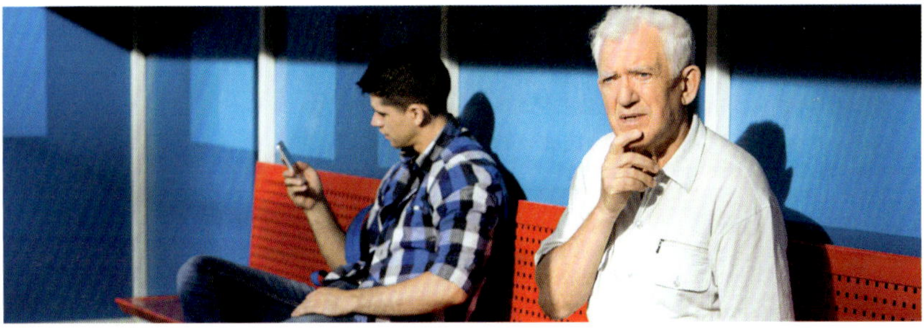

Abb. 12.2 Bei älteren Patienten sollten anticholinerge Wirkstoffe mit Vorsicht eingesetzt werden, weil sie Verwirrtheit und Delir fördern können.

12.3.1 Anticholinerge Arzneistoffe

Besonders problematisch bei geriatrischen Patienten sind Arzneistoffe, die anticholinerge Eigenschaften aufweisen. Denn Acetylcholin spielt eine wichtige Rolle als Neurotransmitter im ZNS für Vorgänge wie Bewusstsein, Denkvermögen und Aufmerksamkeit. Allerdings betrifft die Nebenwirkung nicht nur Wirkstoffe mit anticholinerger Hauptwirkung, etwa Substanzen, die bei Dranginkontinenz eingesetzt werden. Kritisch sind außerdem Arzneistoffe, die anticholinerge Nebenwirkungen aufweisen. Dazu gehören etwa Opioide, Neuroleptika und trizyklische Antidepressiva.

Im OTC-Bereich spielen bei den Wirkstoffen mit anticholinergen Eigenschaften vor allem ältere H_1-Antihistaminika eine wichtige Rolle. Sie werden für eine Reihe von Indikationen eingesetzt, etwa Schlafstörungen, Schwindel und Übelkeit, daneben aber auch in Kombinationsgrippemitteln. Eine Auswahl an Wirkstoffen und Fertigarzneimitteln zeigt ◘ Tab. 12.2. Um Nebenwirkungen zu vermeiden, sollten Sie solche Arzneimittel möglichst nicht bei älteren Patienten empfehlen. Wenn Kunden von sich aus entsprechende Präparate verlangen, gibt es in vielen Fällen Alternativen, auf die Sie ausweichen können, etwa Tipps zur Schlafhygiene bei Schlafstörungen (▸ Kap. 4.3).

Tab. 12.2 Beispiele für anticholinerge Wirkstoffe in der Selbstmedikation

Arzneistoff	Enthalten in Fertigarzneimittel (Auswahl)
Dimenhydrinat	Vomex® A, Reisetabletten-ratiopharm®, Vertigo-Vomex®
Doxylamin	Wick MediNait®, Hoggar® Night
Diphenhydramin	Betadorm®, Emesan®, Vivinox®
Clemastin	Tavegil®
Chlorphenamin	Grippostad®
Dimetinden	Fenistil® Dragees
Triprolidin	Rhinopront® Kombi

Satz für die Beratung

„Es kann sein, dass Sie dieses Grippemittel nicht gut vertragen. Ich würde Ihnen gerne eine Alternative empfehlen, die wahrscheinlich weniger Probleme macht."

12.3.2 Benzodiazepine

In der letzten Zeit diskutieren Fachleute wieder vermehrt, dass auch Benzodiazepine möglicherweise die kognitiven Fähigkeiten verschlechtern und ein Delir auslösen können. Dafür gibt es in einigen Studien deutliche Hinweise. Allerdings lässt sich durch das Studiendesign nicht vollständig ausschließen, dass die Ursache für Verwirrtheit möglicherweise eher in einer Grunderkrankung und nicht unbedingt in der Medikamenteneinnahme zu suchen ist: So sind etwa langanhaltende Schlafstörungen, gegen die Benzodiazepine häufig verordnet werden, ein häufiges Begleitsymptom einer beginnenden und möglicherweise noch nicht diagnostizierten Demenz. Weil Benzodiazepine aber auch noch viele weitere Probleme bei älteren Patienten verursachen können, gilt in jedem Fall die Regel: Nur wenn wirklich nötig, so kurz und niedrig dosiert wie möglich. Dabei sind Substanzen mit kurzer Halbwertzeit zu bevorzugen.

Satz für die Beratung

„Dieses Schlafmittel kann die Verwirrtheit bei Ihrer Mutter noch verstärken."

12.3.3 Weitere Arzneistoffe und Mechanismen

Aber auch Arzneistoffe mit anderen Auswirkungen auf das zentrale Nervensystem können bei älteren Patienten Verwirrtheit verursachen. Dazu zählen etwa Herzglykoside, für die neurotoxische Effekte bekannt sind. In manchen Fällen steckt hinter einer akuten Verwirrtheit bei einem Diabetiker eventuell auch eine Hypoglykämie: Denn im Alter, und besonders bei diabetischen Folgeschäden am autonomen Nervensystem, können sich die sonst typischen vegetativen Symptome wie Hunger oder Schwitzen abschwächen (▸ Kap. 9.2, ▸ Kap. 12.2).

Satz für die Beratung

„Wenn Ihr Vater das nächste Mal plötzlich so orientierungslos wirkt oder so undeutlich spricht, messen Sie einmal den Blutzuckerspiegel. Vielleicht ist eine Unterzuckerung daran schuld."

Verwirrtheit tritt auch bei zu hohen Spiegeln des Neurotransmitters Serotonin auf. Das sogenannte Serotonin-Syndrom entwickelt sich häufig als Folge einer Interaktion von Arzneistoffen, die beide den Serotoninstoffwechsel beeinflussen (z. B. Citalopram und Johanniskraut). Neben Verwirrtheit kommen dann in der Regel noch weitere Symptome, wie starkes Schwitzen, Fieber, Magen-Darm-Beschwerden, Herzrasen oder Zittern, hinzu.

Auch Elektrolytstörungen können Verwirrtheit auslösen. Dazu gehört bei älteren Menschen vor allem ein zu niedriger Natriumspiegel (Hyponatriämie, ▸Kap. 10.1). Diese Elektrolytstörung kann im Alter leicht auftreten, da die Niere Natriumionen schlechter rückresorbieren kann. Viele ältere Patienten werden etwa bei Herzinsuffizienz oder Bluthochdruck außerdem mit Diuretika behandelt, die die Natriumausscheidung erhöhen. Hier lohnt sich bei verdächtigen Symptomen und einer entsprechenden Medikation die Nachfrage, ob der Arzt regelmäßig die Elektrolytspiegel überwacht.

Satz für die Beratung

„Fragen Sie, ob der Arzt regelmäßig die Elektrolytspiegel im Blut bestimmt."

12.3.4 Prävention

Eine sorgfältige Auswahl der Arzneimittel in der Selbstmedikation kann dazu beitragen, das Risiko für eine medikamentenbedingte Verwirrtheit oder Kognitionsstörung möglichst gering zu halten. Für den Arzt empfiehlt es sich bei vielen älteren Patienten, bei Dauermedikamenten mit einer geringen Dosierung zu beginnen, die Verträglichkeit zu überwachen und bei Bedarf die Dosis langsam zu steigern. In allen Fällen sollten Sie wissen, dass bestimmte ältere Menschen für Verwirrtheit und Delir besonders gefährdet sind: Sehr gebrechliche geriatrische Patienten, besonders mit vorbestehenden Schädigungen oder Erkrankungen des Gehirns wie bei Demenz oder nach einem Schlaganfall. Auch können Störungen des Flüssigkeitshaushalts, akute Infekte oder Operationen das entsprechende Risiko erhöhen.

Das Wichtigste in Kürze

- Verwirrtheit und Orientierungslosigkeit bei älteren Patienten kann nicht nur durch Alterungsprozesse, sondern auch durch Medikamente bedingt sein.
- Im Alter wird das Gehirn empfindlicher für zentralnervöse Nebenwirkungen.
- Eine besondere Risikogruppe sind ältere Patienten mit vorbestehenden Erkrankungen des Gehirns, etwa bei Demenz oder nach einem Schlaganfall sowie bei Flüssigkeitsmangel und akuten Infekten.
- Arzneimittel mit anticholinerger Wirkung sind bei geriatrischen Patienten besonders kritisch und sollten möglichst vermieden werden.
- In der Selbstmedikation sollten Sie besonders bei älteren H_1-Antihistaminika nach möglichen Alternativen suchen.

12.4 Senkung der Krampfschwelle

Dass Medikamente die Schwelle für einen Krampfanfall (epileptischen Anfall) senken (◘ Tab. 12.3), ist eine relativ seltene, aber möglicherweise gefährliche Nebenwirkung, da Stürze und Verletzungen auftreten können. Im Extremfall besteht Lebensgefahr durch einen Status epilepticus. Als Risikofaktoren gelten eine epileptische Erkrankung oder Krampfanfälle in der Vergangenheit beziehungsweise Familie sowie vorbestehende Schädigungen des zentralen Nervensystems, etwa nach einer Kopfverletzung oder einem Schlaganfall. Kinder scheinen für solche Nebenwirkungen besonders empfänglich zu sein. Hohe Dosierungen oder schnelle Dosissteigerung der entsprechenden Arzneistoffe erhöhen ebenfalls das Risiko. Entsprechend treten Krampfanfälle als Nebenwirkung häufig wenige Tage nach der Einnahme eines neuen Arzneimittels oder nach einer Dosiserhöhung auf.

Warum bestimmte Arzneistoffe die Krampfschwelle senken, ist nicht vollständig geklärt. In einigen Fällen spielt wohl eine direkte Reizung von Nervenzellen eine Rolle (beispielsweise bei Theophyllin), andere Wirkstoffe dagegen greifen vermutlich in den Stoffwechsel von Neurotransmittern ein und wirken etwa als Antagonisten von hemmenden Nervenbotenstoffen wie GABA. Aber auch Einflüsse auf Serotonin (etwa bei SSRI) oder Dopamin (Neuroleptika) werden für bestimmte Wirkstoffe als Mechanismus diskutiert. Paradoxerweise können auch

◘ **Tab. 12.3** Beispiele für Arzneistoffe, die die Krampfschwelle senken

Arzneistoff	Häufigkeit der Nebenwirkung Krampfanfälle oder Konvulsionen laut Fachinformation
Clozapin	Häufig
Ciclosporin A	Häufig
Gabapentin	Häufig
Topiramat	Häufig
Fentanyl	Gelegentlich
Ciprofloxacin	Selten
Bupropion	Selten
Imipramin	Selten
Tramadol	Selten
Citalopram	Selten
Theophyllin	Keine Häufigkeit genannt
Prednisolon	Keine Häufigkeit genannt

manche Antiepileptika zu vermehrten oder veränderten Krampfanfällen führen. Patienten, die Antiepileptika einnehmen, müssen auch wissen, dass plötzliches Absetzen einen Krampfanfall provozieren kann (Rebound-Effekt).

Solche Effekte können auch auftreten, wenn Interaktionen die Wirksamkeit von Antiepileptika senken. Unter Umständen können auch OTC-Mittel, etwa Johanniskraut, zu solchen Wechselwirkungen führen. Arzneistoffe, die die Krampfschwelle senken, können sich auch gegenseitig in ihrer Nebenwirkung verstärken. Aus diesem Grund sollte etwa die Kombination von Theophyllin mit Gyrasehemmern möglichst vermieden werden.

12.5 Periphere Neuropathien

Sensorische Neuropathien, die mit Missempfindungen wie Kribbeln, Taubheit, Überempfindlichkeit, in manchen Fällen auch mit stechenden oder brennenden Nervenschmerzen einhergehen, können ebenfalls durch Medikamente verursacht werden. Als Risikofaktoren gelten ein vorbestehender Diabetes mellitus, Alkoholmissbrauch, schlechter Ernährungsstatus und Vitaminmangel sowie verschlechterte Nieren- und/oder Leberfunktionen. In manchen Fällen können auch die motorischen Funktionen beeinträchtigt sein oder Mischformen auftreten.

Besonders häufig treten solche unerwünschten Wirkungen bei Zytostatika wie Platinverbindungen, Vinca-Alkaloiden und Taxanen in Abhängigkeit von der Dosis auf. Auch bei den HIV-Therapeutika aus der Gruppe der Nukleosid-Reverse-Transkriptase-Inhibitoren wie Zivudin sind periphere Neuropathien bekannte Nebenwirkungen. Laut Fachinformation sind sensorische Neuropathien bei einer Behandlung mit Tacrolimus häufig; gelegentlich kommen solche Probleme bei einer Amiodaron-Therapie vor.

12.6 Nebenwirkungen an der Psyche

Psychische Erkrankungen wie Psychosen oder Depressionen werden in der Regel mit Psychopharmaka behandelt. Bei der Beratung in der Apotheke sollte man jedoch nicht übersehen, dass auch einige Medikamente zu seelischen Störungen führen können. Das gilt zuerst einmal für alle Arzneistoffe, die im zentralen Nervensystem wirken. Dazu gehören also paradoxerweise einige Psychopharmaka selbst, aber auch Arzneistoffe, mit denen körperliche Erkrankungen behandelt werden (◘ Tab. 12.4). Entsprechende Nebenwirkungen können während der Therapie, aber auch durch das Absetzen eines Medikaments auftreten.

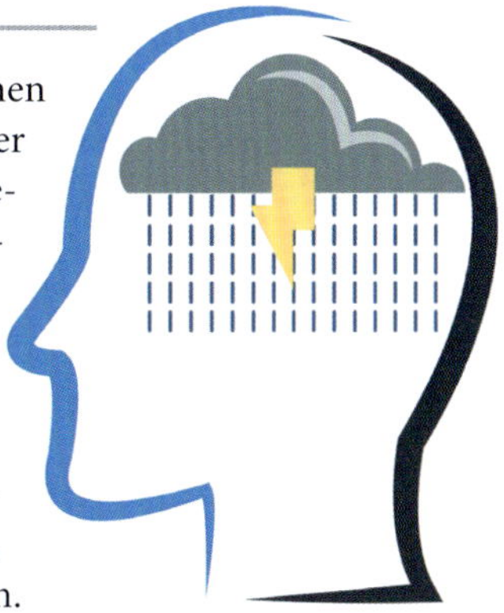

○ Abb. 12.3 Arzneimittel können auch psychische Nebenwirkungen haben und Depressionen fördern oder verstärken.

◘ **Tab. 12.4** Beispiele von Arzneistoffen für körperliche Erkrankungen mit psychischen Nebenwirkungen (nach den Fachinformationen)

Arzneistoff	Beispiele für Symptome (Häufigkeit)
Dexamethason	Depressionen, Psychosen, Halluzinationen, Euphorie, Angstgefühle (Häufigkeit abhängig von Dosierung und Therapiedauer)
Mefloquin	Angst, Depression (häufig)
Theophyllin	Erregungszustände, Unruhe (sehr häufig)
Voriconazol	Depression, Halluzinationen, Ängstlichkeit (häufig)
Interferon alfa-2b	Depression, Angst, Gefühlsschwankungen (sehr häufig)

Einige der psychischen Nebenwirkungen sind dosisabhängig und damit im Wesentlichen vorhersagbar. In einigen Fällen kommt es jedoch auch zu sogenannten idiosynkratischen psychischen Reaktionen: Es ist kein plausibler Mechanismus für die Nebenwirkung bekannt, und die unerwünschte Wirkung lässt sich nicht vorhersagen. Außerdem ist es in manchen Fällen schwierig zu unterscheiden, ob die psychischen Störungen durch eine Verschlimmerung der Grunderkrankung entstehen oder durch die Nebenwirkung der Behandlung. Auch können die Reaktionen einige Tage nach Beginn der Therapie auftreten, aber auch erst nach einigen Wochen oder gar Monate. Hinzu kommt, dass sich beispielsweise eine Depression auch auf der Basis einer chronischen körperlichen Erkrankung entwickeln kann, etwa bei einem Diabetes mellitus. Für eine valide Diagnosestellung gehören entsprechende Beschwerden deshalb in die Hände eines erfahrenen (Fach-)Arztes.

12.6.1 Formen und Mechanismen

In einigen Fällen haben die Beschwerden leichtere Ausprägungen, wie etwa Stimmungsschwankungen. Allerdings können auch ernsthafte Störungen auftreten, bei denen es zu Halluzinationen, Depressionen, erhöhte Reizbarkeit, Unruhe, Agitiertheit, Angststörungen und Hyperaktivität kommt – bis hin zu Wahnvorstellungen und Suizid. Daneben können Patienten aber auch unter Verwirrtheit und Müdigkeit leiden, in einigen Fällen wirken sich solche Nebenwirkungen auch auf den Schlaf aus (▸ Kap. 4). Bei vielen Arzneistoffen mit psychiatrischen Nebenwirkungen können auch mehrere der genannten Probleme auftreten.

Während bei Psychopharmaka psychische Nebenwirkungen plausibel erscheinen, werden sie bei Medikamenten gegen körperliche Beschwerden häufig übersehen. Dabei können entsprechende unerwünschte Arzneimittelwirkungen bei einer ganzen Reihe von Wirkstoffen auftreten. Deshalb ist es wichtig, auch bei der Pharmakotherapie mit Nicht-Psychopharmaka auf psychische Beschwerden zu achten.

Wie in diesen Fällen die Nebenwirkungen entstehen, ist nicht in allen Fällen vollständig geklärt. Bei dem früher häufiger als heute verwendeten Antihypertonikum Reserpin wird als Mechanismus eine Verringerung der biogenen Amine im zentralen Nervensystem angenommen. Bei Amiodaron vermuten Experten, dass die Nebenwirkung Depression durch den Einfluss auf die Schilddrüsenfunktion entsteht. Bei Depressionen und anderen psychischen Symptomen, die bei einer Langzeittherapie mit Glucocorticoiden auftreten können, scheint ein kausaler Zusammenhang auch deshalb plausibel, weil ähnliche Beschwerden auch bei Patienten mit Cushing-Syndrom (erhöhte Cortisolproduktion) beobachtet werden.

12.6.2 Risikofaktoren

Für psychische Nebenwirkungen sind einige Risikofaktoren bekannt. Dazu gehören etwa eine vorbestehende seelische Krankheit und psychische Nebenwirkungen von Medikamenten in der Krankheitsgeschichte des Patienten, aber auch Erkrankungen des Gehirns, beispielsweise bei Demenz oder nach einem Schlaganfall. Auch Patienten mit Suchterkrankungen sind besonders gefährdet. Höheres Lebensalter, Multimorbidität, eine Vielzahl an eingenommenen Medikamenten und eine verringerte Leistung von Niere und/oder Leber gelten bei Experten ebenfalls als Risikofaktoren für psychische Nebenwirkungen. Sind die Nebenwirkungen dosisabhängig, können Probleme auftreten, wenn die Erkrankung eine hohe Dosis beziehungsweise schnelles Aufdosieren nötig macht.

Satz für die Beratung

„Hatten Sie solche Beschwerden früher schon einmal? Haben Sie seit kurzem neue Medikamente oder wurde die Dosis eines Medikaments erhöht?"

Deshalb sollten Sie besonders bei Patienten, die Psychopharmaka erhalten, regelmäßig danach fragen, wie sie mit ihrer Medikation zurechtkommen. Neue, veränderte oder verstärkte psychische Symptome sind besonders dann bedenklich, wenn sie im Zusammenhang mit einer neuen Medikation auftreten oder wenn die Dosis kürzlich erhöht wurde. Dann sollten Sie die Patienten dazu ermutigen, zeitnahe mit ihrem behandelnden Psychiater darüber zu sprechen.

Satz für die Beratung

„Bitte sprechen Sie mit Ihrem Arzt darüber, wenn Sie sich in der letzten Zeit so unruhig fühlen."

Gerade für Psychopharmaka ist es bekannt, dass entsprechende Probleme auch beim abrupten Absetzen der Medikamente auftreten können. Häufig handelt es sich dabei um ein Rebound-Phänomen, dass sich also die Grunderkrankung durch den Stopp der Pharmakotherapie verschlechtert. Aus diesem Grund ist es wichtig, dass die Patienten ihre Medikamente regelmäßig und wie verordnet einnehmen. Wird ein Arzneimittel abgesetzt, wird in der Regel die Dosis schrittweise gesenkt („ausgeschlichen").

Auch bei Patienten, die Medikamente gegen ihre Parkinson-Erkrankung einnehmen, ist Aufmerksamkeit wichtig. Psychische Symptome können als Nebenwirkung von Parkinson-Medikamenten auftreten, etwa dopaminergen Arzneistoffen, aber auch bei Anticholinergika. Auch hier ist eine eindeutige Zuordnung der Symptome häufig nicht leicht, da auch durch die Erkrankung selbst neben den motorischen Störungen Beschwerden wie Depressionen oder eine Psychose auftreten können. Experten machen dafür Veränderungen im Stoffwechsel von Nervenbotenstoffen verantwortlich, die besonders mit zunehmender Krankheitsdauer auftreten.

Satz für die Beratung

„Achten Sie in der nächsten Zeit einmal darauf, ob sich die Stimmungslage bei Ihrem Vater verändert."

Bei Parkinson-Patienten können darüber hinaus auch Störungen der Impulskontrolle auftreten. Solche Probleme äußern sich darin, dass Neigungen nicht mehr gezügelt werden. Daraus können eine Steigerung der Libido mit Hypersexualität, aber auch verschiedene Suchterkrankungen, etwa Spiel, Ess- oder Kaufsucht, resultieren. Dadurch gefährden die Patienten sich selbst, aber auch ihr soziales Umfeld. Diese Probleme sind vor allem bei der Therapie mit Dopaminagonisten (häufig bei Rotigotin) bekannt, können aber auch bei anderer dopaminerger Medikation auftreten. Wenn Ihnen entsprechende Veränderungen auffallen oder Angehörige darüber berichten, raten Sie unbedingt zu einem Arztbesuch. Möglicherweise kann eine Dosisreduktion oder ein Präparatewechsel helfen.

Satz für die Beratung

„Sprechen Sie unbedingt mit dem Arzt über die unangenehme Zudringlichkeit Ihres Mannes. Es kann sein, dass die Medikamente gegen die Parkinson-Erkrankung dafür verantwortlich sind."

Das Wichtigste in Kürze

- Psychische Nebenwirkungen von Medikamenten sind häufig schwer zu erkennen, da die Beschwerden auch durch eine Verschlechterung einer Grunderkrankung oder als Begleitsymptome von chronischen Erkrankungen entstehen können.
- Die Symptome können leicht ausgeprägt sein, aber auch ernsthafte Probleme verursachen.
- Besonders gefährdet sind Patienten mit einer psychiatrischen Vorerkrankung und ältere Patienten.
- Bei Parkinson-Patienten können psychische Symptome sowohl durch die Erkrankung selbst als auch durch Nebenwirkungen der Medikamente entstehen.
- Aufmerksamkeit ist geboten, wenn psychische Symptome im zeitlichen Zusammenhang mit einer Arzneimitteleinnahme neu bei einem Patienten ohne entsprechende Vorbelastung auftreten oder sich bei bekannter psychischer Grunderkrankung nach Beginn einer Arzneimitteltherapie oder bei Dosiserhöhung verschlechtern.

Literatur

Fachbücher

Block F, Prüter C (Hrsg). Medikamentös induzierte neurologische und psychiatrische Störungen. Springer Berlin, Heidelberg 2006

Friese K, Mörike K, Neumann G, Windorfer A, Kleinebrecht J. Arzneimittel in Schwangerschaft und Stillzeit. Wissenschaftliche Verlagsgesellschaft Stuttgart, 2016

Gerdemann G, Griese N. Interaktions-Check in der Apotheke. Govi-Verlag, Eschborn 2010

Hering R, Ackermann T. Wasser-, Elektrolyt- und Säure-Basen-Haushalt. In: Wilhelm W (Hrsg) Praxis der Intensivmedizin. Springer, Heidelberg 2011

Lange-Asschenfeldt C, Niebling W, Schneider F. Durch Medikamente ausgelöste psychische Störungen. In: Schneider F (Hrsg). Facharztwissen Psychiatrie und Psychotherapie. Springer, Heidelberg 2012

Lee A (Hrsg.). Adverse Drug Reactions. Pharmaceutical Press London, 2006

Morck H, Strehl E. Unerwünschte Arzneimittelwirkungen. Govi-Verlag, Eschborn 2014

Rose O, Friedland K. Angewandte Pharmakotherapie. Deutscher Apotheker Verlag, Stuttgart 2015

Schäfer C, Liekweg A, Eisert A. Geriatrische Pharmazie. Deutscher Apotheker Verlag, Stuttgart 2014

Schaefer C, Spielmann H, Vetter K. Arzneiverordnung in Schwangerschaft und Stillzeit. Elsevier (Urban&Fischer), München 2006

Wehling M, Burkhardt H. Arzneitherapie für Ältere. SpringerMedizin, Heidelberg 2013

Fachartikel

Abraham BP, Sellin JH. Drug-induced, factitious, & idiopathic diarrhoea. Best Practice & Research Clinical Gastroenterology, 26: 633–648, 2012

Allen SJ et al. Lactobacilli and bifidobacteria in the prevention of antibiotic-associated diarrhoea and Clostridium difficile diarrhoea in older inpatients (PLACIDE): a randomised, double-blind, placebo-controlled, multicentre trial. Lancet, 382: 1249–1257,2013

Altmann D, Eggmann U, Ammann P. Medikamentös induzierte Verlängerung des QT-Intervalls. Wien Klin Wochenschr, 120: 128–135, 2008

Aly, A. Definitionen zu Pharmakovigilanz und AMTS. Pharm. Ztg 2014; 159:3640–3643

Andersohn F, Konzen C, Garbe E. Systematic Review: Agranulocytosis Induced by Nonchemotherapy Drugs. Ann Intern Med.,146: 657–665, 2007

Arzneimittelinduzierte Störungen des Geruchs- und Geschmackssinns. Arzneimittelbrief, 44: 81, 2010

Arzneimittelkommission der deutschen Ärzteschaft. Leitfaden zur Meldung unerwünschter Arzneimittelwirkungen bei Kindern. Dtsch Ärzteblatt, 104: A1533-A1534, 2007

Assem-Hilger E, Kasper S. Psychopharmaka und sexuelle Dysfunktion. J Neurol Neurochir Psychiatr., 6: 30–36, 2005

Atmaca M. Drug-Induced Impulse Control Disorders: A Review. Current Clinical Pharmacology, 9, 70–74, 2014

Audo I, Warchol ME. Retinal and cochlear toxicity of drugs: new insights into mechanisms and detection. Curr Opin Neurol, 25: 76–85, 2012

Bartl R, Bartl C, Gradinger R. Medikamenteninduzierte Osteopathien. Orthopäde, 38: 1245–1261, 2009

Bilioti S et al. Benzodiazepine use and risk of dementia: prospective population based study. BMJ, 345: e6231, 2012

Bhatt V, Saleem A. Drug-Induced Neutropenia – Pathophysiology, Clinical Features, and Management. Annals of Clinical & Laboratory Science, 34: 131–137, 2004

Bieri A et al. Metabolische Nebenwirkungen bei Kindern, Jugendlichen und Erwachsenen unter antipsychotischer Medikation. Schweiz Med Forum, 13: 159–163, 2013

Blasius H. Arzneimittelrisiken erfassen: Basiswissen und nationales Monitoring. Deutsche Apotheker Zeitung, 154: 5440–5446, 2014

Blasius H. Arzneimittelrisiken erfassen: Das Pharmakovigilanzsystem der EU. Deutsche Apotheker Zeitung, 155: 174–178, 2015

Blomeyer S et al. Diagnostischer Algorithmus bei erhöhten Leberwerten. Gastroenterologe, 9: 101–111, 2014

Bowie MW, Slattum PW. Pharmacodynamics in older adults: a review. Am J Geriatr Pharmacother, 5: 263–303, 2007

Brezina PR, Yunus FN, Zhao Y. Effects of Pharmaceutical Medications on Male Fertility. J Reprod Infertil, 13: 3–11, 2012

Brockow K. Arzneimittelreaktionen vom Soforttyp. Hautarzt 2014; 65:409–414

Bytzer P. Dyspepsia as an adverse effect of drugs. Best Practice & Research Clinical Gastroenterology, 24: 109–120, 2010

Cancelli I et al. Drugs with anticholinergic properties: cognitive and neuropsychiatric side-effects in elderly patients. Neurol Sci, 30: 87–92, 2009

Celano CM et al. Depressogenic effects of medications: a review. Dialogues Clin Neurosci., 13: 109–125, 2011

Cianfrone G et al. Pharmacological drugs inducing ototoxicity, vestibular symptoms and tinnitus: a reasoned and updated guide. Eur Rev Med Pharmacol, 15: 601–636, 2011

Clegg A, Young JB. Which medications to avoid in people at risk of delirium: a systematic review. Age and Ageing, 40: 23–29, 2011

Cosyns B et al. Drug-induced valvular heart disease. Heart, 99: 7–12, 2013

Daly AK. Pharmacogenomics of adverse drug reactions. Genome Medicine, 5: 5, 2013

Daneman N. A probiotic trial: tipping the balance of evidence? Lancet, 382: 1228–1230, 2013

Demler TL. Drug-induced neurologic conditions. US Pharm, 39: 47–51, 2014

Dharmarajan TS, Davuluri SD. Medications, Renal Function, and Kidney Injury . JAMDA, 15: 692–696, 2014

Dubé MP, Cadden JJ. Lipid metabolism in treated HIV infection. Best Practice & Research Clinical Endocrinology & Metabolism, 25: 429–442, 2011

Edwards IR, Aronson JK. Adverse drug reactions: definitions, diagnosis, and management. Lancet, 356: 1255–1259, 2000

Ehmann LM et al. Arzneimittelreaktionen bei antineoplastischen Substanzen. Hautarzt, 65: 443–449, 2014

Finsterer J. Medikamenteninduzierte Myopathien. Nervenarzt, 77: 682–693, 2006

Fuhr R, Stahlmann R. Gastrointestinale Nebenwirkungen von Antibiotika. Gastroenterologe, 1: 173–179, 2006

Gahr M et al. Nephrotoxizität und Langzeitbehandlung mit Lithium. Psychiat Prax, 41: 15–22, 2014

Gießen H. Arzneimittel auf dem Prüfstand. Pharm Ztg, 159: 294–299, 2014

Girndt M. Störungen des Elektrolytstoffwechsels. Internist, 52: 963–976, 2011

Girndt M. Diagnostik und Therapie von Elektrolytstörungen. Dtsch Med Wochenschr, 138: 642–646, 2013

Giuliano F, Droupy S. La iatrogénie médicamenteuse en médicine sexuelle. Progrès en urologie, 23: 804–810, 2013

Göbel H et al. Klassifikation und Therapie des Medikamenten-Übergebrauch-Kopfschmerzes. Schmerz, 28: 191–206, 2014

Goldenberg et al. Probiotics for the prevention of clostridium difficile-associated diarrhea in adults and children. Cochrane Database Syst Rev 2013: CD006095. doi: 10.1002/14651858.CD006095.pub3

Gosch M et al. Osteoporosis and polypharmacy. Z Gerontol Geriat, 45: 450–454, 2012

Greinacher A. Heparin-Induced Thrombocytopenia. N Engl J Med, 373: 252–261, 2015

Grossman E, Messerli F. Drug-induced Hypertension: An Unappreciated Cause of Secondary Hypertension. Am J Med, 125: 14–22, 2012

Hartmann U, Rüffer-Hesse C. Sexualität und Pharmakotherapie. Bundesgesundheitsbl – Gesundheitsforsch – Gesundheitsschutz, 50: 19–32, 2007

Hausmann J, Schröder O. Antibiotikaassoziierte Diarrhö. Gastroenterologe, 7: 220–227, 2012

Hinneburg I. Mehr als nur Gendiagnostik. Pharm Ztg, 157: 906–908, 2012

Hinneburg I. Nebenwirkung Diabetes. Pharm Ztg, 157: 1574–1581, 2012

Holt S et al. Potentially inappropriate medications in the elderly: the PRISCUS list. Dtsch Ärztebl Int, 107: 543–551, 2010

Huber M, Keller-Stanislawski B. Der Ausschuss für Risikobewertung im Bereich der Pharmakovigilanz. Bulletin für Arzneimittelsicherheit, Juni: 8–10, 2013

Hulisz D, Lagzdins M. Drug-induced hypertension. US Pharm., 33 (9): HS11–HS20, 2008

Ibbeken C, Becker JU, Baumgärtel MW. Nephrologische Nebenwirkungen einer Langzeittherapie mit Lithium. Dtsch Med Wochenschr, 137: 143–148, 2012

Iglseder B et al. Medikamenten-induzierte Delirien älterer Menschen. Wien Med Wochenschr, 160: 281–285, 2010

Immel-Sehr A. Medikamente als Dickmacher. Pharm Ztg, 156: 3136–3142, 2011

Janiak P, Fried M. Differenzialdiagnose Nausea und Erbrechen. Gastroenterologe, 2: 201–211, 2007

Jones MR et al. Drug-induced acute pancreatitis: a review. The Ochsner Journal, 15: 45–51, 2015

Kasperk C, Bartl H. Störungen des Kalziumstoffwechsels. Internist, 55: 1313–1326, 2014

Keller-Stanislawski B, Streit R, Paeschke N. Signaldetektion und -analyse. Bulletin für Arzneimittelsicherheit, Dez: 24–29,2012

Keyser G. Methotrexat-Toxizität. Z Rheumatol, 70: 108–113, 2011

Kotlyar M, Dysken M, Adson DE. Update on drug-induced depression in the elderly. Am J Geriatr Pharmacother, 3: 288–300, 2005

Krüger B et al. Nierenfunktionsstörungen durch Medikamente. Dtsch Med Wochenschr, 137: 1873–1877, 2012

Kuzuhara S. Drug-induced psychotic symptoms in Parkinson's disease. Problems, management and dilemma . J Neurol, 248 [Suppl 3]: III/28–III/31, 2001

La Torre A et al. Sexual dysfunction related to psychotropic drugs: a critical review – part I: Antidepressants. Pharmacopsychiatry, 46: 191–199,2013

Lampl C, Likar R. Metamizol: Wirkmechanismen, Interaktionen und Agranulozytoserisiko. Schmerz, 28: 584–590, 2014

Latus J et al. Arzneimittelassoziierte Störungen des Säure-Basen-Haushaltes. Nephrologe, 7: 490–498, 2012

Lee WM. Drug-Induced Hepatotoxicity. N Engl J Med, 349: 474–485, 2003

Leong RWL, Chan FKL. Drug-induced side effects affecting the gastrointestinal tract. Expert Opin Drug Saf, 5: 585–592, 2006

Löser C, Mayser PA. Dunkler Nagel. Hautarzt, 65: 327–336, 2014

Lorenzl S, Füsgen I, Noachtar S. Verwirrtheitszustände im Alter: Diagnostik und Therapie. Dtsch Ärzteblatt, 109: 391–400, 2012

Ludwig, WD. Möglichkeiten und Grenzen der stratifizierenden Medizin am Beispiel von prädiktiven Biomarkern und „zielgerichteten" medikamentösen Therapien in der Onkologie. ZEFQ, 106: 11–22, 2012

Lütkehermölle W, Paeschke N. Einführung in die Grundlagen der Pharmakovigilanz (Teil I) – Verdachtsfälle von unerwünschten Arzneimittelwirkungen. Bulletin für Arzneimittelsicherheit, März: 14–17,2010

Magnolo N, Schwarz T, Ständer S. Dermatosen-imitierende kutane Arzneimittelreaktionen. Hautarzt, 65: 424–429, 2014

Maleki K, Weisshaar E. Arzneimittelinduzierter Pruritus. Hautarzt, 65: 436–442, 2014

Mazziotti G, Canalis E, Giustina A. Drug-induced osteoporosis: Mechanism and clinical implications. Am J Med, 123: 877–884, 2010

Mena MA, de Yébenes JG. Drug-induced parkinsonism. Expert Opin Drug Saf, 5: 759–771, 2006

Messer T, Strasser O. Medikamentös induzierte neuropsychiatrische Störungen. PSYCH up2date, 7: 269–283, 2013

Mintzer DM, Billet SN, Chmielewski L. Drug-Induced Hematologic Syndromes. Advances in Hematology, Article ID 495863, 2009

Mockenhaupt M. Schwere arzneimittelinduzierte Hautreaktionen. Hautarzt, 65: 415–423, 2014

Modreker MK, von Renteln-Kruse W. Arzneimittel und Stürze im Alter. Internist, 50: 493–500, 2009

Moorthy RS et al. Drug-induced uveitis. Curr Opin Ophthalmol, 24: 589–597, 2013

Mor A et al. Drug-induced arthritic and connective tissue disorders. Semin Arthritis Rheum 38: 249–264

Morard I, Hadengue A. Diarrhée médicamenteuse. Rev Med Suisse, 4: 1867–72, 2008

Nitsche CJ et al. Drug induced pancreatitis. Best Practice & Research Clinical Gastroenterology, 24: 143–155, 2010

Oberle D, Pönisch C, Paeschke N et al. Pharmakovigilanz bei Kindern. Bulletin für Arzneimittelsicherheit, Sept: 16–18, 2010
Paisley AN, Buckler HM. Investigation secondary hyperhidrosis. BMJ, 341: c4475, 2010
Palmer BF. Metabolic Complications Associated With Use of Diuretics. Semin Nephrol 31: 542–552
Patten SB, Barbui C. Drug-Induced Depression: A Systematic Review to Inform Clinical Practice. Psychother Psychosom, 73: 207–215, 2004
Paulides M, Wojnowski L. Chemotherapeutikainduzierte Herzinsuffizienz. Med Klein, 102: 574–578, 2007
Pazhayattil GS, Shirali AC. Drug-induced impairment of renal function. International Journal of Nephrology and Renovascular Disease, 7: 457–468, 2014
Piraccini BM et al. Drug-induced nail diseases. Dermatol Clin, 24: 387–391, 2006
Pompe SV, Strobach D, Trottmann M. Arzneimittel kontra Kinderwunsch. Pharm Ztg, 159: 3278–3285, 2014
Pula JH, Kao AM, Kattah JC. Neuro-ophthalmologic side-effects of systemic medications. Curr Opin Ophthalmol, 24: 540–549, 2013
Raj SR et al. Cardiovascular effects of non-cardiovascular drugs. Circulation, 120: 1123–1132, 2009
Ramot Y, Nyska A. Drug-Induced Thrombosis–Experimental, Clinical, and Mechanistic Considerations. Toxicologic Pathology, 35: 208–225, 2007
Riemann D, Nissen C. Substanzinduzierte Schlafstörungen und Schlafmittelmissbrauch. Bundesgesundheitsbl, 54: 1325–1331, 2011
Rizzi MD, Hirose K. Aminoglycoside ototoxicity. Current Opinion in Otolaryngology & Head and Neck Surgery, 15: 352–357, 2007
Rochon PA, Gurwitz JH. Optimising drug treatment for elderly people: the prescribing cascade. BMJ, 315: 1096–1099,1997
Ruha A, Levine M. Central nervous system toxicity. Emerg Med Clin N Am, 32: 205–221, 2014
Rupec RA, Boneberger S, Ruzicka T. Unerwünschte Arzneireaktionen an der Haut. Dtsch Med Wochenschr, 132: 2685–2694, 2007
Sachs B, Kammler HJ, Fischer-Barth W. Pharmakogenetik schwerwiegender kutaner Überempfindlichkeitsreaktionen auf Arzneimittel: Konsequenzen für die Produktinformationen? Bulletin für Arzneimittelsicherheit Juni: 6–9, 2012
Schaefer C, Weber-Schöndorfer C. Medikamentöse Therapie in der Schwangerschaft. Dtsch Ärztebl, 102: A2480–2488, 2005
Scherer K, Bircher A. Unerwünschte Arzneimittelreaktionen an der Haut. Internist, 50: 171–178, 2009
Schlatter C. Nebenwirkung Leberschaden. Pharm Ztg, 154: 3254–3263, 2009
Schlote T, Kellner U. Nebenwirkungen von Medikamenen am Auge. Klin Monatsbl Augenheilkd, 226: R173–R186, 2009
Schneider T, Rübben H, Michel MC. Die medikamenteninduzierte Dysfunktion der Harnblase. Urologe [A], 42: 1588–1593, 2003
Shannon J et al. Statin-associated myopathy. US Pharm, 37: 55–59, 2012
Shoair OA, Nyandege AN, Slattum PW. Medication-Related Dizziness in the Older Adult. Otolaryngol Clin N Am, 44: 455–471, 2011

Stammschulte T, Pachl H, Gundert-Remy U et al. Einführung in die Grundlagen der Pharmakovigilanz (Teil II) – Spontanmeldesystem zur Erfassung von Verdachtsfällen unerwünschter Arzneimittelwirkungen. Bulletin für Arzneimittelsicherheit, Dez: 18–26, 2010

Stickel F. Leberschäden durch pflanzliche Medikamente und Nahrungsergänzungsmittel. Dtsch Med Wochenschr, 140: 908–911, 2015

Stricker B, Psaty B. Detection, verification, and quantification of adverse drug reactions. BMJ, 329: 44–47, 2004

Ströhle A. Dickmacher Valproinsäure. Deutsche Apotheker Zeitung, 152: 5994–6001, 2012

Sun-Edelstein C, Tepper SJ, Shapiro RE. Drug-induced serotonin syndrome: a review. Expert Opin. Drug Saf, 7: 587–596, 2008

Talasz H, Lechleitner M. Polypharmacy and incontinence. Z Gerontol Geriat, 45: 464–467, 2012

Tannenbaum C et al. A Systematic Review of Amnestic and Non-Amnestic Mild Cognitive Impairment Induced by Anticholinergic, Antihistamine, GABAergic and Opioid Drugs. Drugs Aging, 29: 639–658, 2012

Thanvi B, Treadwell S. Drug induced parkinsonism: a common cause of parkinsonism in older people . Postgrad Med J, 85: 322–326, 2009

Thürmann P. Unerwünschte Arzneimittelwirkungen – Diagnostik und Bewertung. Pathologe, 27: 6–12, 2006

Tutuian R. Adverse effects of drugs on the esophagus. Best Practice & Research Clinical Gastroenterology, 24: 91–97, 2010

Verbesserte Statintherapie durch Gentests? Arzneitelegramm, 45: 48, 53–54, 2014

Visentin GP, Liu CY. Drug Induced Thrombocytopenia. Hematol Oncol Clin North Am, 21: 685–696, 2007

Wagner J, Ernst A. Ototoxizität als Nebenwirkung von Medikamenten. Prakt Arb. med., 7: 8–11, 2007

Wang B et al. Clinical evidence supporting pharmacogenomic biomarker testing provided in US Food and Drug Administration Drug Labels. JAMA Int Med, 174: 1938–1944, 2014

Wehling M. Medikation im Alter: Kognitionseinschränkende Pharmaka. Internist, 53: 1240–1247, 2012

Wenzel-Seifert K et al. Unerwünschte kardiovaskuläre Wirkungen von Psychopharmaka. Psychopharmakotherapie, 20: 148–57, 2013

Wicke-Urban B. Nebenwirkung getrübter Blick. Pharm Ztg, 157: 2072–2079, 2012

Wittstock M, Thiele A. Einführung in die Grundlagen der Pharmakovigilanz (Teil III) – Risikobewertungsverfahren in der Europäischen Union. Bulletin für Arzneimittelsicherheit, Juni: 17–21, 2011

Wu AH. Cardiotoxic drugs: clinical monitoring and decision making. Heart, 94: 1503–1509, 2008

Yorgason JG, Fayad JN, Kalinec F. Understanding drug ototoxicity: molecular insights for prevention and clinical management. Expert Opin Drug Saf, 5: 383–399, 2006

Young WB. Drug-induced headache. Neurol Clin N Am, 22: 173–184, 2004

Zeino Z, Sisson G, Bjarnason I. Adverse effects of drugs on small intestine and colon. Best Practice & Research Clinical Gastroenterology, 24: 133–141, 2010
Ziemer M. Kutane Arzneimittelreaktionen vom Spättyp. Hautarzt, 65: 397–408, 2014

Internet (Stand 31.10.2015)

ABDA-Datenbank www.drugbase.de
Arzneimitteldatenbank des arznei-telegramm. www.arznei-telegramm.de
Arzneimittelkommission der deutschen Ärzteschaft. Archiv Drug Safety Mail. www.akdae.de/Arzneimittelsicherheit/DSM/index.html
Arzneimittelkommission der deutschen Apotheker. www.abda-amk.de
Europäische Kommission. A guideline on summary of product characteristics, September 2009. www.ec.europa.eu/health/files/eudralex/vol-2/c/smpc_guideline_rev2_en.pdf
Fachinformationen von zugelassenen Fertigarzneimitteln: www.fachinfo.de
Farker K. Myopathie-Risiko durch Statine. AVP online vorab 31.08.2015. www.akdae.de/Arzneimitteltherapie/AVP/vorab/Myopathie-Risiko_durch_Statine.pdf
Food and Drug Administration (FDA). Pharmacogenomic biomarkers in drug labeling. www.fda.gov/Drugs/ScienceResearch/ResearchAreas/Pharmacogenetics/ucm083378.htm
Institut für Embryonaltoxikologie. www.embryotox.de
S1-Leitlinie Medikamentenmonitoring, 2013. Deutsche Gesellschaft für Allgemeinmedizin und Familienmedizin. www.awmf.org/leitlinien/detail/ll/053-037.html
S2e-Leitlinie Multimedikation, 2014. Deutsche Gesellschaft für Allgemeinmedizin und Familienmedizin. www.awmf.org/leitlinien/detail/ll/053-043.html
S3-Leitlinie Nicht erholsamer Schlaf/Schlafstörungen, 2009. www.awmf.org/leitlinien/detail/ll/063-001.html
Wille H. Muskelkrämpfe als unerwünschte Arzneimittelwirkung. AVP Mai 2013. www.akdae.de/Arzneimitteltherapie/AVP/Ausgaben/2003-2014/20133.pdf
Windt R, Boeschen D, Glaeske G. Innovationsreport 2014. www.tk.de/centaurus/servlet/contentblob/641170/Datei/121106/Innovationsreport_2014_Langfassung.pdf

Weiterführende Internetadressen (Stand 31.10.2015)

Kapitel 1

Arzneimittelkommission der deutschen Ärzteschaft (AkdÄ): www.akdae.de
Arzneimittelkommission der Deutschen Apotheker: www.abda-amk.de
Bundesinstitut für Arzneimittel und Medizinprodukte: www.bfarm.de
Bulletin zur Arzneimittelsicherheit: www.bfarm.de/DE/Arzneimittel/Pharmakovigilanz/Bulletin/_node.html
Empfehlungen des Instituts für Embryonaltoxikologie: www.embryotox.de
Gesammelte Verdachtsfälle von unerwünschten Arzneimittelwirkungen:
Seite des BfArM: www.nebenwirkung.bfarm.de
Seite der EMA: www.adrreports.eu
Meldung von Nebenwirkungen durch Verbraucher: www.verbraucher-uaw.pei.de
Meldung von Nebenwirkungen durch Fachkreise: www.humanweb.pei.de

FORTA-Kriterien („Fit for the aged"): www.umm.uniheidelberg.de/ag/forta/FORTA_Liste_2015_deutsche_Version.pdf
Priscus-Liste: www.priscus.net

Kapitel 3

Detaillierte Informationen zu Nebenwirkungen an der Leber. Datenbank des National Institute of Health (USA): www.livertox.nih.gov

Kapitel 4

Arbeitsanweisungen und Checklisten der ABDA zur Inhalationsschulung:
www.abda.de/themen/apotheke/qualitaetssicherung0/leitlinien/leitlinien0/
Arbeitshilfe: SOP Patientenberatung zur korrekten Anwendung inhalativer Arzneimittel
Arbeitshilfe: Checkliste Korrekte Anwendung inhalativer Arzneimittel
Arbeitshilfe: Ergänzende Informationen zur SOP Patientenberatung zur korrekten Anwendung inhalativer Arzneimittel
Internet-Datenbank Pneumotox: www.pneumotox.com

Kapitel 9

Merkblatt „Myopathie-Risiko durch Statine", Apotheke des Universitätsklinikums Jena: www.akdae.de/Arzneimitteltherapie/AVP/vorab/Myopathie-Risiko_durch_Statine.pdf

Kapitel 12

Liste mit Arzneistoffen, die die QT-Zeit verlängern: www.torsades.org

Bildnachweis

Abb. 1.1 BfArM, Bonn
Abb. 1.2 Deutscher Apotheker Verlag, Stuttgart. Nach Stammschulte et al. 2010
Abb. 1.3 Bundesverband der Pharmazeutischen Industrie, Brüssel
Abb. 1.4 ©ia_64/fotolia.com
Abb. 1.5 Deutscher Apotheker Verlag, Stuttgart
Abb. 1.6 ©SSilver/fotolia.com
Abb. 1.7 ©xalanx/fotolia.com
Abb. 2.1 ©denphumi/fotolia.com
Abb. 2.2 ©dima_pics/fotolia.com
Abb. 2.3 ©photocrew/fotolia.com
Abb. 2.4 ©voltan/fotolia.com
Abb. 3.1 ©Ljupco Smokovski/fotolia.com
Abb. 4.1 ©lalalululala/fotolia.com
Abb. 5.1 ©traza/fotolia.com
Abb. 5.2 ©Phimchanok/fotolia.com
Abb. 6.1 ©mnimage/fotolia.com
Abb. 6.2 ©Picture-Factory/fotolia.com
Abb. 7.1 ©Alexander Raths/fotolia.com
Abb. 7.2 ©Ramona Heim/fotolia.com
Abb. 8.1 ©Roman Samokhin/fotolia.com
Abb. 8.2 ©Astrid Gast/fotolia.com
Abb. 9.1 ©Giuseppe Porzani/fotolia.com
Abb. 10.1 ©Romolo Tavani/fotolia.com
Abb. 10.2 ©Birgit Reitz-Hofmann/fotolia.com
Abb. 11.1 ©spinetta/fotolia.com
Abb. 11.2 ©Alexander Raths/fotolia.com
Abb. 12.1 ©Daxiao Productions/fotolia.com
Abb. 12.2 ©Photographee.eu/fotolia.com
Abb. 12.3 Nach ©jemastock/fotolia.com

Sachregister

A

Acarbose 37
ACE-Hemmer
- Angioödem 53, 55
- Hyperkaliämie 93
- Hyponatriämie 93
- Hypotonie 105
- Nierenschädigung 72
- Reizhusten 45, 47f.
- Reizhusten mit Inkontinenz 77
- Reizhusten mit Schlafstörungen 49

Acetylcholin 115
Acetylcholinesterasehemmer
- Dranginkontinenz 77
- Durchfall 35
- vermehrte Schweißbildung 57

Acetylsalicylsäure
- Blutungsrisiko 108
- Leberschädigung 42
- Magenschleimhautschädigung 32
- Tinnitus 69

Aciclovir 72f.
ADH 94
Adiuretin 94
adverse drug event 1
adverse drug reaction 1
Agitiertheit 120
Agranulozytose 107
AkdÄ 22
Akkommodationsstörungen 63f.
Akne 57
Albiglutid 44
Aldosteron 95
Alendronat 32
Aliskiren 72
Alkalose 99
Allopurinol 72
Alopezie 58
Alphablocker 105
ältere Patienten 15ff.
Aminoglykoside
- Hörschädigung 67ff.
- Nierenschädigung 72f.
- Schwindel 113

Amiodaron
- Erbrechen 32
- Hypothyreose 87, 91
- Hypothyreose mit Depression 121
- Hypothyreose mit Haarausfall 59
- Arrhythmien 101
- Leberschädigung 41
- Linsentrübung 63
- Lungenschädigung 45, 47
- sensorische Neuropathie 119

Amitriptylin
- Arrhythmien 103
- Gewichtszunahme 88
- Hyponatriämie 94

AMK 7, 21f.
Amphotericin 73
Anämie 107
- aplastische 107
- megaloblastische 107

Anastrozol
- Arthralgie 81, 83
- Haarausfall 59

Angioödem 53, 55
Angstgefühle 120
Antazida 38
Anthracycline 103
Antiandrogene 84
Antiarrhythmika 113
Anticholinergika
- Mundtrockenheit 27
- Obstipation 38
- psychische Nebenwirkungen 122
- verminderte Schweißbildung 57

Antidepressiva
- Schlafstörungen 50
- Schwindel 113
- sexuelle Störungen 78

Antidepressiva, trizyklische
- Gedächtnisprobleme 115
- Hypotonie 105
- Mundtrockenheit 27
- trockenes Auge 64
- vermehrte Schweißbildung 57

Antiepileptika
- Elektrolytverschiebungen 93
- Hautausschlag 54

– Knochenschwund 81, 84
– Schwindel 113
Antihypertonika 112
Antikoagulanzien 41
- orale 33, 108
Antiphlogistika, nichtsteroidale
- Anämie 107
- Bronchospasmus 45, 47
- erhöhter Blutdruck 104
- Hautausschlag 54
- Hyperkaliämie 95
- Kardiotoxizität 101, 103
- Magenschleimhautschädigung 32
- Nierenschädigung 72
- periphere Ödeme 98
- Schluckbeschwerden 27, 30
- Tinnitus 69
- vermehrte Schweißbildung 57
Appetitlosigkeit 31 ff.
Aromatasehemmer 84, 79
Arrhythmie 102
Arthralgie 83
ASS *siehe* Acetylsalicylsäure
AT_1-Antagonisten
– Elektrolytverschiebungen 93
– Nierenschädigung 72
– Reizhusten 47
Atemnot 47
Atenolol 50
Atomoxetin 32, 104
Auge 63 ff.
- Farbe 66
- Rötung 64
Ausschuss für Risikobewertung 7 f.
Azathioprin
- Agranulozytose 106 f.
- Fruchtbarkeit, eingeschränkte 77
- Haarstrukturveränderung 61
- Leberschädigung 41
- Pankreatitis 43 f.
Azidose 96, 98 f.
Azol-Antimykotika 95

B

Balanitis 75
Balanoposthitis 75
Bärentraubenblätter 76
Bauchspeicheldrüse 43 f.
Beinwell 42
Benserazid 34
Benzodiazepine
- Delir 116
- Inkontinenz 77
- Schlaflosigkeit 50
- Schwindel 113
- unscharfes Sehen 64
Benzoylperoxid 61
Betablocker
- Bradykardie 101
- Bronchospasmus 45, 47
- Erektionsstörungen 79
- Hautveränderungen 56
- Hyperkaliämie 95
- leichter Schlaf 50
- trockenes Auge 63 f.
- Glucosestoffwechsel 89 f.
Betamethason 60
Betasympathomimetika 95
Bevacizumab 59
Bewegungsstörungen 30
Biomarker 17
Bisphosphonate
- Knochenschädigung 84
- Schluckbeschwerden 27, 30
- Uveitis 67
-Hypocalciämie 97
Blähungen 35, 37
Blut 105 ff.
Blutdruck 104
Blutkörperchen 105
Blutungsrisiko 33
Bradykardie 101 f.
Bronchospasmus 45, 47
Bulletin zur Arzneimittelsicherheit 22
Bupropion 57, 118

C

Cabergolin 104
Calcium
- Arrhythmien 102
- Elektrolythaushalt 93, 96 f.
- Obstipation 38
Calciumantagonisten
- Geschmacksstörungen 27
- Kopfschmerzen 111
- Obstipation 38
- Ödeme 98
- verminderte Spermienqualität 77
Candida 27 f.
Captopril 27, 29

Carbamazepin
– Hautausschlag 54
– Hyponatriämie 94
– Knochenschwund 84
– Leberschädigung 41
– Libidoverlust 78
Carbidopa 34
Carboplatin 27, 94
Carvedilol 83
Cephalosporine 36, 54
Cetuximab 55, 57
Chinidin 108
Chinin
– Blutungsneigung 108
– Herzrhythmusstörungen 101
– Tinnitus 69
Chlorhexidin 27, 29
Chloroquin 102
Chlorphenamin 115
Chlorpromazin 30
Cholestase 40
Ciclosporin
– erhöhter Blutdruck 104
– Gichtanfall 83
– Hyperkaliämie 95
– Krampfneigung 118
– Nierenschädigung 72
– vermehrtes Haarwachstum 58, 60
– Glucosestoffwechsel 89f.
– Zahnfleischveränderungen 27, 29
Cimicifuga 42
Ciprofloxacin 118
Cisplatin
– Anämie 107
– Geschmacksstörungen 27
– Haarverfärbung 61
– Hörschaden 67, 70
– Nephrotoxizität 73
Citalopram
– Arrhythmien 103
– Muskelbeschwerden 83
– Schlafstörungen 49
– Verwirrtheit 116ff.
Clarithromycin 101f.
Clemastin 115
Clindamycin
– Durchfall 36
– Schluckbeschwerden 27, 30
Clioquinol 61
Clomipramin 88
Clonidin 79
Clopidogrel 33
Clostridium difficile 36
Clozapin
– Agranulozytose 106ff.
– Appetitlosigkeit 32
– Gewichtszunahme 88
– Herztoxizität 104
– Inkontinenz 77
– Kardiotoxizität 101
– Krampfneigung 118
Coffein 49
Cotrimoxazol 108

D

Dabigatran 41, 106
Dapagliflozin 75, 98
Darm 35ff.
Delir 114ff.
Demenz 114ff.
Denosumab 84
Depression 119ff.
Dexamethason 120
Diabetes mellitus 88
Diclofenac 32
Differentialblutbild 106
Digitoxin 36
Diltiazem 38, 101
Dimenhydrinat 115
Dimetinden 115
Diphenhydramin 103, 115
Dithranol 61
Diuretika
– Elektrolytverschiebungen 93
– Flüssigkeitshaushalt 97f.
– Inkontinenz 77
– kaliumsparende 95f.
– Myopathie 81f.
– Schlafstörungen durch Einnahmezeitpunkt 49
– Sehveränderung 64
– Verwirrtheit 117
Domperidon 101ff.
Donepezil 77
Dopamin 34, 49f.
Dopaminagonisten
– Kardiotoxizität 101, 104
– Müdigkeit 50
– Suchterkrankungen 122
Doxazosin 77

Doxylamin 38, 115
DPP-4-Hemmer 83
Dronedaron 41
Druck, intrakranieller 111
Drug Safety Mail 22
Durchfall 35ff.
Dutasterid 79
Dyskinesien 30

E

Effluvium 58f.
Eisen
- Magenschleimhautschädigung 32
- Obstipation 38
- Schluckbeschwerden 27, 30
Eizellen 77
Ejakulation 78
Ejakulationsstörungen 79
Elektrolyte 93
Elektrolytstörungen 102, 117
Embryotox 12f.
Empagliflozin 75, 98
Enalapril 27, 44
Entacapon 76
Erbrechen 31f., 43
- Blut 33
Erektion 78
Erektionsstörungen 79
Erregungszustände 120
Erythromycin 102
Erythropoetin 107, 109
Esssucht 120
Estrogen
- erhöhter Blutdruck 104
- Gewichtszunahme 88
- Ödeme 98
- Thromboembolie 109
Ethambutol 66
Etonogestrel 59
EudraVigilance 7
Exanthem, allergisches 53f., 57
Exemestan 81
Exenatid 32ff., 44

F

Farbsehen 63
Fehlbildungen 13
Fentanyl 32, 118
Fetotoxizität 12f.
Finasterid
- Libidoverlust 79
- vermehrtes Haarwachstum 58, 60
Flechte 56
Fluoxetin 32, 34
Flupirtin 76
Flüssigkeitshaushalt 97f.
Folsäure 33
FORTA 17
Frailty 16
Fruchtbarkeit 77
FSH 78
Furosemid 70

G

Gabapentin 118
Gebrechlichkeit 16
Gedächtnisprobleme 114ff.
Gefühlsschwankungen 120
Gelbsucht 40, 43
Gelenke 81, 83
Gentamicin 68, 98
Gerinnungssystem 105, 108
Geschmacksstörungen 27, 29f.
Gesichtsfeldausfälle 66
Gewichtszunahme 88
Gichtanfall 83, 90
Glaukomanfall 65
Glucocorticoide
- Depression 121
- Glaukomanfall 65
- Glucosestoffwechsel 87, 89f.
- Hautatrophie 53, 56
- Herzinsuffizienz 101, 103f.
- Hypocalciämie 96ff.
- Kopfschmerzen 111
- leichter Schlaf 50
- Libidoverlust 79
- Linsentrübung 63
- Magenschleimhautschädigung 33
- Osteoporose 81, 84
Glucocorticoide, inhalative 27, 45f.
Glucosetoleranz 88
Grauer Star 65
Grüner Star 65
Gyrasehemmer
- Durchfall 36
- Kopfschmerzen 111
- Krampfneigung 119
- Photosensibilisierung 53, 55

H

H_1-Antihistaminika 27, 115
Haarausfall 58f.
Haarwachstum 58, 60
Haarzellen 67
Halluzinationen 120
Halofantrin 102
Haloperidol
- Arrhythmien 101f.
- Schlafstörungen mit Restless-Leg-Syndrom 49
- Schluckbeschwerden 30
Harnsäure 83
Harnsäurespiegel 90
Harnwegsinfekt 75
Häufigkeitsangaben 4, 23f.
Haut 53ff.
Hautatrophie 53, 56
Heiserkeit 45f.
Heparin 95, 108
Hepatotoxizität 39
Herz 101ff.
Herzglykoside
- Elektrolytstörungen 96
- gestörtes Farbsehen 63, 66
- Schwindel 111, 113
Verwirrtheit 116
Herzinfarkt 109
Herzinsuffizienz 101, 103
Herzrasen 102
Herzrhythmusstörungen 101f., 113
Hirsutismus 60
Histamin 55
HLA 107
Hörverlust 68
Huflattich 42
Husten 45ff.
Hyperaktivität 120
Hypercalciämie 97
Hyperkaliämie 95, 99
Hypernatriämie 94f.
Hyperprolaktinämie 78
Hypersexualität 78, 120
hypertensive Krise 104f.
Hypertonie
- blutdrucksteigernde Arzneistoffe 104
- Flüssigkeitsretention 98
- Schwindel 113
Hypertrichose 60
Hypocalciämie 96
Hypoglykämie 89f.
- Schwindel 113
- Verwirrtheit 116
Hypokaliämie 95
- Muskulatur 81f.
- Säure-Base-Haushalt 99
Hyponatriämie 94, 117
Hypothyreose 91
Hypotonie 105
- orthostatische 105

I

Ibuprofen 32, 72
Ikterus 40
Imipramin 57, 118
Immunsuppressiva 90
Impulskontrolle 120
Inhalation 28
Inkontinenz 76f.
Innenohr 67f.
Institut für Embryonaltoxikologie 12, 22
Insulin 53, 64
Interferon
- Arthralgie 81, 83
- Haarausfall 58
- Schilddrüsenveränderung 91
Interferon alfa-2b 120
intrakranieller Druck 111
Iris 63
Isoniazid 66
Isotretinoin
- Haarausfall 59
- Haarstrukturveränderung 61
- Ototoxizität 69
- trockenes Auge 63

J

Johanniskraut
- Krampfneigung 119
- Photosensibilisierung 53, 55
- Verwirrtheit 116f.
Juckreiz 53ff., 64

K

Kalium
- Arrhythmien 102
- Elektrolythaushalt 93, 95f.
- Säure-Base-Haushalt 99
Kaliumchlorid 30

kaliumsparende Diuretika 95f.
Kanamycin 68
Kardiotoxizität 101ff.
Katarakt 63, 65
Kaufsucht 120
Kausalitätsbewertung 9f.
Kava-Kava 42
Ketoazidose 99
Ketoconazol 79
Ketoprofen 32
Kieferosteonekrose 84f.
Kinder 8, 13f.
Knochen 81, 84f.
Kopfschmerzen 111f.
Krampfschwelle 118f.
Kreatinkinase 18, 82

L

Lactulose 36
Lakritze 103
Laktatazidose 99
Laxanzien 35ff.
L-Dopa *siehe* Levodopa
Leber 39ff., 75
Leflunomid 41
Levodopa
- Appetitlosigkeit 32
- Geschmacksstörungen 27
- Müdigkeit 50
- orthostatische Hypotonie 105
- Urinverfärbung 76
Levomethadon 102
LH 77f.
Libido 78
Lichen 56
Linsentrübung 63
Lipidstoffwechsel 90
Lipohypertrophie 56
Liraglutid 32ff.
Lithium
- verändertes Schmecken 29
- Haarausfall 59
- Nephrotoxizität 73
- Hypothyreose 87, 91
- Hypercalciämie 93, 97f.
Long-QT-Syndrom 103
L-Thyroxin 35, 49
Lungenembolie 109
Lyell-Syndrom 54

M

Magen 31f.
Magnesium 36, 102
MAO-Hemmer 111
Marktrücknahme 11
Medroxyprogesteronacetat 59
Mefloquin 120
Mercaptopurin 44
Mersalazin 41, 106
metabolisches Syndrom 88
Metamizol 76, 108
Metformin
- Appetitlosigkeit 32
- Azidose 99
- Geschmacksstörungen 27
Methotrexat
- Blutzellverminderung 106
- Leberschädigung 41
- Lungenschädigung 45, 47
- Magenbeschwerden 33
- Nierenschädigung 72f.
Methylphenidat
- Appetitlosigkeit 32, 34
- Kardiotoxizität 101, 104
- Schlafstörungen 49
Metoclopramid 81, 85
Metronidazol
- Geschmacksstörungen 27, 29
- Kopfschmerzen 111
- Urinverfärbung 76
Minoxidil 58, 60
Mirtazapin 49
Moxifloxacin 113
Müdigkeit 50f.
Mund 27
Mundgeruch 28
Mundsoor 28, 46
Mundtrockenheit 27f.
Muskelschmerzen 82
Muskulatur 81ff.
Mykose 75
Myopathie 75, 82

N

Nägel 61
Naproxen 32
Natrium 93f.
Natriumretention 98
Nebennierenrinde 91

Nebenwirkungen
- dosisabhängige 3
- dosisunabhängige 3
- Häufigkeitsangaben 4
- idiosynkratische 3, 17, 39f.
- schwerwiegende 2
- teratogene 12f.
- zeitabhängige 3
Neomycin 68
Nephritis 71
Nephrotoxizität 73
Nervus vestibulocochlearis 68
Netzhaut 63, 66
Neuroleptika 27, 50, 115
Neutropenie 107
Niere 71ff.
Nierenversagen 72
Nikotin 35
Nitrate 35, 105, 111
Nitrendipin 98
NSAR *siehe* Antiphlogistika, nichtsteroidale
Nukleosid-Reverse-Transkriptase-Inhibitoren 119

O

Oberbauchschmerzen 31f., 43
Obstipation 35, 38f.
Ödeme 98
- angioneurotische 55
Ofloxacin 113
Ohrensausen 67
Ohrgeräusche 69
Olanzapin 87f.
Opioide
- Atemdepression 45, 47
- Gedächtnisprobleme 115
- Juckreiz 53, 55
- Kopfschmerzen 112
- Mundtrockenheit 27
- Obstipation 38
- Obstipation mit Inkontinenz 77
- Schlafstörungen 49f.
- Übelkeit 34
- vermehrte Schweißbildung 57
Orgasmus 78
Orlistat 37
Osteomalazie 84
Osteoporose 84
Ototoxizität 67ff.

P

Paclitaxel 103
Pädiatrie 13f.
Pankreatitis 43f.
Paracetamol 41f., 57
Parkinson-Medikamente 122
Parkinsonoid 85
PASS 6
Pelargonium 42
Penicilline 36, 53f.
Pergolid 104
periodic safety update reports 6
Pharmacovigilance Risk Assessment Committee 7f.
Pharmakogenetik 17ff.
pharmakogenetische Tests 17ff.
Pharmakovigilanz 1, 22
Phenprocoumon
- Blutungsrisiko 33, 106
- Haarausfall 59
- Leberschädigung 41
Phenytoin
- Hautausschlag 54
- Hypocalciämie 96
- Knochenschwund 84
- Leberschädigung 41
- megaloblastische Anämie 106f.
- vermehrtes Haarwachstum 58
- Zahnfleischveränderungen 27, 29
Phosphodiesterasehemmer 111
Photosensibilisierung 53, 55
Pilocarpin 63f.
Pityriasis 56
Platinverbindungen 119
Pneumotox 47
Polymorphismus 17f.
post-authorisation safety studies 6
PRAC 7f.
Prednisolon 118
PRISCUS 17
Prolaktin 78
Propranolol 50
Prostaglandine
- Farbveränderung der Iris 63
- Magenblutungen 32
- Nierenfunktion 72
- Wimpernwachstum 60
Prostatahyperplasie 76
Proteasehemmer 88ff.

Pseudotumor cerebri 66
Psoralen 55
PSUR 6
Psychopharmaka
- erhöhter Blutdruck 104
- Lipidstoffwechselstörungen 90
- Obstipation 38
- psychische Nebenwirkungen 119 ff.
Psychose 119 ff.
Pupille 64
Pyrrolizidinalkaloide 42

Q
Quincke-Ödem 5

R
Raltegravir 44
Ramipril 83
Rebound-Effekt
- Kopfschmerzen 112
- Krampfneigung 119
- psychische Nebenwirkungen 121 f.
Reizhusten 47
Reserpin 120
Restless-Leg-Syndrom 49
Retinoide 55, 63
Reye-Syndrom 42
Rhabdomyolyse 73, 81
Risikobewertung 10
Risperidon
- erhöhter Blutzuckerspiegel 87
- Muskelbeschwerden 83
- Verkrampfung der Atemmuskulatur 47
Rivaroxaban 106
Rivastigmin 32, 35
Röntgenkontrastmittel 72 f., 91
Ropinirol 32
Rote-Hand-Brief 10 f., 21
Rotigotin 120

S
Salicylate 89
Säure-Base-Haushalt 98
Saxagliptin 83
Schlafstörungen 49 f.
Schlaganfall 109
Schleifendiuretika 96, 99
Schleimhaut 32
Schluckbeschwerden 27, 30
Schnupfen 45
Schöllkraut 42
Schwangerschaft 12 f.
Schwindel 98, 113 f.
Sedierung 51
Sehnerv 63, 66
Sehstörungen 113
Serotonin 34, 49 f.
Serotonin-Syndrom 111, 116 f.
Sertralin 32
Sexualität 77
SGLT-2-Hemmer 75, 98 f.
Sibutramin 34
Sildenafil
- gestörtes Farbsehen 63, 66
- Hypotonie 105
- Kopfschmerzen 111
Sirolimus
Lungenschädigung 45
- Akne 57
- erhöhtes Thromboserisiko 109
- Gelenkbeschwerden 81
Sitagliptin 44, 83
Sodbrennen 35
Sotalol 101
Speiseröhre 27
Spermatogenese 77
Spermien 77
Spielsucht 120
Spironolacton 79, 95
Spontanmeldesystem 6 ff.
SSRI
- Hyponatriämie 93
- Kopfschmerzen 111
- Krampfneigung 118
- verminderte Spermienqualität 77
Statine
- Leberschädigung 41
- Myopathie 81 f.
- Urinverfärbung 75
Steven-Johnson-Syndrom 54
Succinylcholin 95
Sulfasalazin
- Blutbildveränderungen 106 f.
- Leberschädigung 41
- Pankreatitis 44
Sulfonamide 54
Sympathomimetika 101, 104

T
Tachykardie 43, 101f.
Tacrolimus
– erhöhtes Thromboserisiko 109
– Glucosestoffwechsel 89
– Hyperkaliämie 95
– Nierenschädigung 72
– Ödeme 98
– sensorische Neuropathie 119
Tamoxifen
– Haarausfall 59
– Hypercalciämie 97
– vaginale Trockenheit 79
– vermehrte Schweißbildung 57
– Thromboembolie 109
Taubheit 67
Taxane 119
Teerstuhl 33
Telithromycin 113
Teratogenität 12f.
Teriparatid 97
Testosteron 57, 77
Tetracyclin
– Kopfschmerzen 111
– Photosensibilisierung 53, 55
– Säure-Base-Haushalt 98
– Sehschäden 66
– Schluckbeschwerden 27
– Zahnschäden 29f.
Theophyllin
– Gichtanfall 90
– Hypercalciämie 97
– Hypokaliämie 95
– Krampfneigung 118ff.
– Schlafstörungen 49
– Tachykardie 101
Therapietreue 22f., 25
Thiamazol 106, 108
Thiaziddiuretika
– Erektionsstörungen 79
– Gichtanfall 83
– Glucosestoffwechsel 89f.
– Hypercalciämie 97
– Hypokaliämie 95
– metabolische Alkalose 99
Thiopurin-Methyl-Transferase 107
Thromboembolie 109
Thrombozytenaggregationshemmer 33
Thrombozytopenie 107f.
Thyroxin 35, 49
Tinnitus 67, 69
TNF-α-Antagonisten 56
TNF-α-Inhibitoren 47
Tolcapon 76
Topiramat 32, 118
Torsades-des-pointes-Arrhythmie 101ff.
toxische epidermale Nekrolyse 54
Tramadol 118
Tranylcypromin 104
Trastuzumab 59, 103
Trimethoprim 95
Triprolidin 115
trockenes Auge 63
Tuberkulosemittel 63
Tubulus 71f.

U
Übelkeit 31ff.
Unruhe 120
Urin, Verfärbungen 75
Urtikaria 54
Uveitis 67

V
Valproat
– Blutbildveränderungen 106
– Haarausfall 59
– Haarverfärbung 61
– Hyponatriämie
– Leberschädigung 41
– Pankreatitis 44
– Thrombozytopenie 108
Valproinsäure 84, 89
Vancomycin 73
Venenthrombose, tiefe 109
Venlafaxin 57
Verapamil
– Bradykardie 101
– Herzinsuffizienz 103
– Obstipation 38
– Völlegefühl 32
Verdachtsmeldung 6f.
Verordnungskaskade 15f.
Verstopfung 35, 38f.
Verwirrtheit 114ff.
Vigabatrin 63, 66
Vinca-Alkaloide 119
Vitamin D 96f.

Völlegefühl 32
Voriconazol 120

W
Wimpern 58

Z
Zähne 29
– Verfärbung 27
Zahnfleisch 27, 29
Zinnfluorid 27
Zivudin 119
Z-Substanzen 50
Zulassung 2
Zytostatika 108
β-Sympathomimetika 95

Die Autorin

Dr. Iris Hinneburg

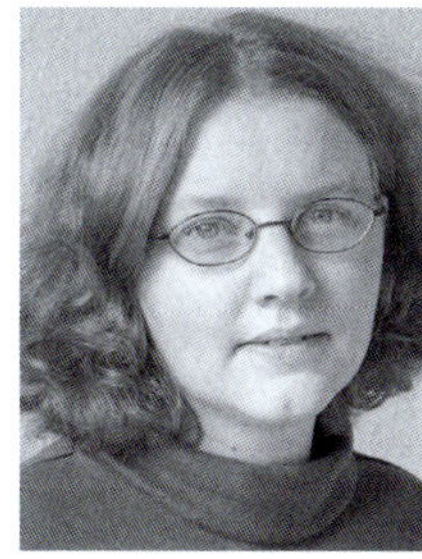

Studium der Pharmazie an der Philipps-Universität Marburg. Promotion an der Martin-Luther-Universität Halle-Wittenberg. Nach Tätigkeiten in Forschung und Lehre in Halle und Helsinki (Finnland) arbeitet sie heute freiberuflich als Medizinjournalistin, hauptsächlich für pharmazeutische Fachzeitschriften, u. a. für PTA*heute*. Sie ist außerdem Fachbuchautorin im Deutschen Apotheker Verlag von „Beratungspraxis: Diabetes mellitus", „Beratungspraxis: Schilddrüsenerkrankungen", „Beratungspraxis: Demenz und Parkinson", des PTA*heute*-Buchs „Interaktionen", mindCards „Interaktionen" sowie „Klinische Studien kritisch lesen". Mitautorin der Audio-CD: „Selbstmedikation für Senioren" sowie „Milek, Das große PTA*heute*-Handbuch". Produzentin von Podcasts mit Themen aus Medizin und Pharmazie für die Apothekenfortbildung. Ihr besonderer Schwerpunkt ist die evidenzbasierte Pharmazie.